新编临床护理实践

护理知识编委会 主编

华龄出版社
HUALING PRESS

图书在版编目（CIP）数据

新编临床护理实践 / 护理知识编委会主编 . –– 北京：
华龄出版社 , 2023.7
ISBN 978-7-5169-2508-9

Ⅰ . ①新… Ⅱ . ①护… Ⅲ . ①护理学 Ⅳ . ① R47

中国国家版本馆 CIP 数据核字 (2023) 第 056721 号

责任编辑	郑雍		责任印制	李末圻
书　　名	新编临床护理实践		作　　者	护理知识编委会
出　版 发　行	华龄出版社 HUALING PRESS			
社　　址	北京市东城区安定门外大街甲 57 号		邮　编	100011
发　　行	（010）58122255		传　真	（010）84049572
承　　印	运河（唐山）印务有限公司			
版　　次	2023 年 7 月第 1 版		印　次	2023 年 7 月第 1 次印刷
规　　格	787mm×1092mm		开　本	1/16
印　　张	15		字　数	297 千字
书　　号	ISBN 978-7-5169-2508-9			
定　　价	128.00 元			

目　录

前　言

在医院现代化建设与发展进程中，随着医学模式和社会模式的转变，医院规模扩大，效益增长，仪器设备先进，人员数量增多，医疗服务质量涵盖面广而丰富，医疗服务需求日益多元化，护理工作内涵也在不断深化，护理工作管理的复杂程度和难度加大，医院管理者和护理管理者需要通过有效管理，提高人财物使用效率，降低成本，促进医院发展。

本书阐述了临床各科的主要诊治护理问题和护理措施，并提出了不同疾病可能会遇到医护合作性问题。其内容不仅突出了医护配合的工作重点，而且强调了病情观察、心理护理及健康教育，体现了整体护理的思想，特别是对于每种疾病的护理，指出了应该注意的主要问题。不仅包括护理学基础，还包括临床常见疾病的相关护理思维与实行，针对各种疾病的不同特点，给出相应的护理建议。本书内容侧重于具体可操作的护理实践指导，全书条理清晰、重点突出、简洁实用，增强了实用性和可读性，适合各级医疗机构护理人员在临床护理操作中参考使用，有助于解决工作中的常见问题。

编　者

第一章 常用护理内容规范

第一节 护理程序的概念

随着医学模式的转变，人类的健康问题更加复杂，用现代整体的观念指导护理工作，采用有逻辑的、科学的工作方法，以帮助护理人员为护理对象提供科学的、高质量的健康照顾。因此，作为一名护士，必须掌握科学的护理工作方法，更好地为护理对象服务。

护理程序是现代医学模式、护理学发展到一定阶段后，在新的护理理论基础上产生的，是护理工作中科学的工作方法，使护理人员在准确把握护理对象的健康问题的基础上，实施有目的、有计划、系统的护理活动，满足护理对象的健康需要，使护理对象达到最佳的健康状况。

一、护理程序的概念

护理程序是护理人员以促进和恢复护理对象的健康为目标所进行的一系列有目的、有计划的护理活动，是一个综合的、动态的、具有决策和反馈功能的过程，对护理对象进行主动、全面的整体护理，使其达到最佳的健康状态。护理程序是一种科学的确认问题、解决问题的工作方法和思想方法。

护理程序由 5 个步骤结合而成，即护理评估、护理诊断、护理计划、护理实施、护理评价。护理程序虽然在文字上分为 5 个明确的阶段，但在实际工作中，它们相互影响，彼此依赖，因而是不可分割的，它们有各自的功能作用又相互关联，达到一个共同目标，即增进或恢复护理对象的健康。这种循环模式贯穿于从患者入院开始直至出院（或转院、转科或死亡）的整个过程中。

二、护理程序的特点

护理程序是以增进和恢复人类健康为目标所进行的一系列护理活动，因此具有以下特点。

（一）目标性

在护理实践中应用护理程序目的是满足服务对象生理、心理以及社会等方面的整体需要，提供高质量的护理服务，使其达到最佳健康状态。

（二）个体性

护士在运用护理程序时，主要根据服务对象的具体情况和需求确定护理问题，从而制订护理计划，提供个体化的护理服务。

（三）互动性和协作性

护理程序的运用应以护士、患者、家属以及其他医务人员之间相互沟通、相互信任、相互协作为基础，以全面满足服务对象的需求，保证护理质量。

（四）科学性

护理程序是在一定的理论指导下形成的一种科学的工作方法，不仅体现了现代护理学的理论观点，而且还应用了相关学科的相关理论为基础，在实践中具有指导意义。

（五）动态性和循环性

护理程序的 5 个步骤并非局限于某一特定时间，而是随着服务对象反应的变化，不断地重复使用，随时改变护理对策。

（六）普遍性

护理程序作为一种系统的、科学的工作方法，适合于任何场所、任何服务对象。无论其工作场所是医院、家庭病房、社区诊所还是其他健康机构；无论其服务对象是个人、家庭还是社区人群，护士都可应用护理程序进行有组织、有目的、有计划的护理活动，从而提高整体护理质量水平。

第二节 护理评估

护理评估是护理程序的开始，是护士通过与护理对象交谈、观察、护理体检等方法，有目的、有计划、系统地收集护理对象的资料，为护理活动提供可靠依据的过程。评估的准确与否直接影响护理诊断的确定、护理计划的制订和实施，影响护理目标的实现。在护理程序实施过程中，护士应对护理对象进行随时评估，以便及时确定病情进展情况，发现患者住院期间出现的新问题，及时调整护理计划。因此，护理评估贯穿整个护理过程之中。

一、收集资料

（一）目的
（1）建立护理对象健康状况的基础资料。
（2）为确定护理诊断、制订护理计划、评价护理效果提供依据。
（3）为临床提供信息。
（4）为护理科研积累资料。

（二）内容

1. 护理对象的一般资料

如姓名、年龄、性别、民族、职业、文化程度、家庭住址、宗教信仰、婚姻状况及个人爱好等。

2. 现在健康情况

包括现病史、主要病情、日常生活规律及自理程度、护理体检情况等。

3. 既往健康情况

包括既往史、过敏史、传染病史、家族史等。

4. 心理状态

包括一般心理状态、对疾病与健康的认识、应激水平与应对能力、个性倾向性、性格特征等。

5. 社会方面

包括主要社会关系及密切程度、社会组织关系与支持程度、工作学习情况、经济状况与医疗条件等。

6. 体格检查结果

体格检查结果包括生命体征、身高体重、各系统的生理功能及认知感受形态。

（1）神经系统：包括意识状态、定向力和语言能力。

（2）皮肤黏膜：包括皮肤颜色、温度、干燥程度、弹性、完整性，伤口外观、眼睛及口腔黏膜等。

（3）呼吸系统：包括呼吸节律、频率，有无呼吸困难及咳嗽、咳痰情况，呼吸方式及呼吸音是否正常。

（4）循环系统：包括心率、心律、心音、有无杂音、组织有无水肿、脱水以及足背动脉搏动情况。

（5）消化系统：包括有无消化道症状，如恶心、呕吐、腹痛、腹胀等反应，腹部有无肌紧张、压痛、反跳痛，有无引流管、造瘘口及引流液的颜色、性状及量的变化等。

（6）生殖系统：包括月经周期及月经量是否正常，外阴、阴道及乳房有无异常，性生理及心理情况等。

（7）肌肉骨骼系统：包括骨骼发育情况、活动能力、活动耐力、步态等。

（8）认知感受型态：服务对象的感受性，如有无疼痛、眩晕、麻木、瘙痒等；感觉如视觉、听觉、嗅觉、味觉、触觉有无异常等。认知过程如思维活动、记忆能力等有无障碍等。

7. 辅助检查结果

辅助检查结果包括护理对象最近的各种检查结果报告，了解病情变化情况。

（三）来源

1. 护理对象

护理对象是资料的直接来源，也是资料的主要来源。只要护理对象意识清楚、情绪稳定，又非婴幼儿，就可以通过观察、交谈以及体格检查的方法获取健康资料。

2. 与护理对象相关的人员

护理对象的家属、同事、朋友等相关人员常能提供重要资料，尤其是在护理对象无法提供时，如语言障碍、意识不清、智力不全以及精神障碍等，常需要从护理对象相关人员处获取资料。

3. 其他医务人员

包括医师、营养师、化验师、药剂师以及其他护士等，都可提供资料。

4. 病历及实验室检查报告

包括患者既往病史记录以及辅助检查资料。

5. 医疗护理文献资料

包括可为患者的病情判断、治疗和护理提供理论依据的医学、护理学以及其他相关学科的文献。

（四）种类

1. 主观资料

主观资料即护理对象的主诉，包括对疾病的感觉、态度、愿望以及需要等内容的描述，是通过与护理对象及有关人员交谈获得的资料，也包括亲属的代述，如恶心、眩晕、疼痛、软弱无力等为主观资料。

2. 客观资料

护理人员通过观察、体检以及借助医疗仪器检查所获得的资料，如护理对象的身高、体重、血压、面色苍白、呼吸困难等资料。

（五）方法

1. 观察

护士运用自己的感官、知觉获取资料的方法。护士接触患者就意味着观察的开始。

除了观察患者的症状、体征以及精神状态外，还须注意观察患者的心理反应及所处的环境状况，以便发现一些不明显的、潜在的护理问题。能否通过有效的观察，获得准确、真实的资料与每个护士的专业知识、临床经验和交往能力密切相关。

2. 交谈

通过与护理对象及其家属交谈，主要目的是有效地收集与护理对象健康相关的资料和信息，如患者的健康情况，获得有关病情、检查、治疗等信息，以及心理支持和社会支持系统资料。通过交谈也可以使护理对象获得有关病情、检查、治疗、康复的信息。

（1）交谈的分类

一般分为正式交谈和非正式交谈。

①正式交谈：指护士事先通知患者准备，进行有计划、有目的的交谈，常用来收集或发出信息，如入院后采集病史等。

②非正式交谈：指护士在日常工作中与患者进行随意而自然的交谈，以及时了解患者的真实想法和心理反应。在交谈时，护士应注意运用沟通技巧，关心体贴患者，与患者建立起相互信任的关系。

（2）交谈的发展阶段：交谈一般分为3个阶段进行，即开始阶段、进行阶段和结束阶段。

①开始阶段：主要有两个目的，一是与患者建立信任友善的关系；二是向患者介绍此次谈话的目的、内容及所需时间等，以便患者做好准备。

②进行阶段：目的是利用有限时间收集资料或发出信息。

③结束阶段：顺利、愉快地结束交谈，为今后的交流打下基础。护士应控制好结束谈话的时间和时机，给对方以暗示，并告知下一阶段的治疗护理安排。

（3）交谈的注意事项：为保证交谈的顺利进行，护士在交谈中需要注意以下问题。

①交谈时间、地点的选择：根据患者的身体状况决定交谈时间的长短；交谈环境应舒适、安静，注意隐私的保护，使患者在身心放松的情况下陈述自己内心的真实

感受。

②交谈时与患者保持适当的距离，避免使患者产生居高临下、盛气凌人的感觉。

③灵活运用沟通技巧，语言清晰、语义准确、语速适当，避免使用患者难以理解的专业术语；注意倾听、目光接触及非语言沟通技巧的应用。

④避免出现影响沟通顺利进行的不良行为，如看窗外、看手表、只是记录而没有反馈等。

3. 护理体格检查

通过护理体检收集患者有关身体状况的客观资料，了解患者的健康状况。护士系统地运用视、触、叩、听、嗅等体格检查手段和技术对患者的生命体征及各系统进行全面的检查而收集健康资料。因为护士进行体格检查的目的是收集与确定护理诊断、制订护理计划等有关的资料，所以护理的体格检查应有别于医师的体格检查。护士应根据患者疾病的特点着重检查受累系统的状况。

4. 查阅资料

包括查阅护理对象的门诊病历、各种医疗与护理记录以及有关书籍、文献资料等。

二、整理资料

整理资料是护理评估的重要组成部分，是将收集的资料进行归纳、分类，以了解服务对象的护理需求，确定护理问题。

（一）分类

1. 按马斯洛需要层次论分类

（1）生理需要：如生命体征、饮食、活动等，如呼吸道阻塞、水肿、电解质紊乱、大小便失禁、疲劳、睡眠形态紊乱。

（2）安全需要：如对环境的陌生，对各种检查和治疗产生恐惧和疑虑；对医护人员的技术不信任；以及担心经济负担等。

（3）爱与归属的需要：如想念亲人，害怕孤独，喜欢有人探望等。

（4）尊重与被尊重的需要：如因疾病导致自卑感，怕被别人看不起等。

（5）自我实现的需要：如担心住院会影响学习、工作；失明、失聪、失语、截瘫、截肢等影响个人实现理想与愿望等。

2. 按戈登的 11 个功能性健康形态分类

（1）健康感知 - 健康管理形态：如健康知识、健康行为等。

（2）营养 - 代谢形态：如饮食和营养状态等。

（3）排泄形态：如排便、排尿、排汗情况等。

（4）活动 - 运动形态：如日常活动能力、活动量和活动方式等。

（5）睡眠 - 休息形态：如每日睡眠和休息情况。

（6）认知 - 感知形态：如个人的舒适感、对疾病的认识和感知能力等。

（7）自我感受 - 自我概念形态：如个人的情感反应和对自己的认识。

（8）角色 - 关系形态：如家庭关系、邻里关系、同事关系和同学间关系的状态等。

（9）应对 - 应激耐受形态：对一些变故如生病和丧亲等的反应状态。

（10）性 - 生殖型态：如月经和生育方面的情况。

（11）价值 - 信念形态：如宗教信仰、个人的理想和目标等。

3.按北美护理诊断协会（NANDA）在 2000 年提出的分类法 Ⅱ 分类

（1）健康促进：对健康与功能状态的认识和利用信息获得健康生活方式或最佳的健康状况的能力。

（2）营养：维持摄入并应用营养素和液体的摄入以满足生理需要和健康的能力。

（3）排泄：排除体内废物的能力。

（4）活动或休息：进行必要的或需要的生活活动以及获得充分的睡眠或休息的能力。

（5）感知和认知：对来自内部和外部的信息感觉、整合和反应的能力。

（6）自我感知：对自我的认识和整合、调整自我的能力。

（7）角色关系：建立和维持人际关系的方式和能力。

（8）性：满足性别角色需求或特点的能力。

（9）应对或应激耐受性：处理环境变化和生活事件的方式和能力。

（10）生活准则：面对社会、生活中发生的事件的个人观点、行为方式和所遵循的原则。

（11）安全与防御：避免危险，寻求安全的、促进生长的环境的能力。

（12）舒适：控制内部或外部环境以使身心、社会安适的能力。

（13）成长或发展：机体与器官的生长和功能系统的发展完善。

（二）复查核实

将资料整理分类后，仔细检查有无遗漏，并对主观资料及一些模糊不清的资料进行核查、确认，以保证资料的完整性及准确性。如通过全面检查收集的资料以免遗漏，比较主观资料和客观资料，确认患者的陈述，肯定资料为患者症状和体征而非护士的推论，再次检查可疑的不正常值，确定影响准确测量的即时因素，阅读文献资料等。

三、记录资料

（1）及时记录收集的资料。

（2）主观资料的记录应尽量用护理对象自己的语言，并加上引号。

（3）客观资料的记录要使用医学术语，所描述的词语要确切，能准确反映护理对象的问题，避免护理人员的主观判断和结论。

总之，护理评估是指有组织、有系统地收集资料并对资料的价值进行判断的过程。护理评估是护理程序非常重要的第一步，评估时收集的资料是否全面、准确，将直接影响到护理诊断和护理计划的准确性。

第三节 护理诊断

护理诊断是护理程序的第二步，是根据收集的资料，加以分析、整理确定护理诊断的过程。护理诊断是关于个人、家庭、社区对现存的或潜在的健康问题及生命过程反应的一种临床判断，是护士为达到预期结果选择护理措施的基础，这些预期结果应能通过护理职能达到。护理诊断是对护理对象生理、心理、社会、文化、发展及精神方面所出现健康问题的反应的说明。护士可通过对护理对象的评估，判断其健康问题，通过护理职能解决或缓解问题。

一、护理诊断的组成

护理诊断由名称、定义、诊断依据和相关因素4个部分组成。

（一）名称

名称是对护理对象健康问题的概括性描述。应尽量使用NANDA认可的护理诊断名称，一般常用改变、受损、缺陷、不足、无效或低效等特定描述语，如"体液不足""自理缺陷"等。

（二）定义

定义是对护理诊断名称内涵的清晰、更好的描述和解释，并以此与其他诊断相鉴别。如"营养失调定义为个体处于营养低于（或高于）机体的需要量的状态"。

（三）诊断依据

诊断依据是做出该护理诊断的判断标准，是患者被诊断时必须存在的相应的症状、体征以及有关病史资料，也可以是危险因素。诊断依据依其在特定诊断中的重要性分为主要依据和次要依据。

1. 主要依据

在确定诊断时所存在的症状、体征或有关病史，是诊断成立的必要条件。

2. 次要依据

在确定此诊断时会出现的症状、体征或检验结果，是诊断成立的辅助条件。

例如，便秘的主要依据是"粪便干硬，每周排大便不到 3 次"；次要依据是"肠鸣音减少，自述肛门部有压力和涨满感，排大便时极度费力并感到疼痛，可触及肠内嵌塞粪块，并感觉不能排空"。

（四）相关因素

相关因素是指影响个体健康状况，导致健康问题的直接因素、促发因素或危险因素。常见的相关因素有以下 5 个方面。

1. 病理生理方面因素指与病理生理改变有关的因素。例如，"疼痛：胸骨后闷痛与心肌缺血缺氧有关"。

2. 心理方面因素指与患者心理状况有关的因素。例如，"活动无耐力"可能由疾病后服务对象处于较严重的抑郁状态引起。

3. 治疗方面因素指与治疗措施有关的因素。例如，"便秘"可能是由药物的不良反应引起。

4. 情境方面因素指环境、情景等方面的因素。例如，"睡眠型态紊乱"可能与住院后环境改变有关。

5. 年龄方面因素指在生长发育或成熟过程中与年龄有关的因素，如婴儿、青少年、中年、老年各有不同的生理、心理、社会、情感等方面特征。例如，"活动无耐力"与老年人新陈代谢率低下有关。

二、护理诊断步骤

护理诊断的形成过程包括 3 个步骤，即找出异常问题，找出相关因素和危险因素，形成护理诊断。

（一）分析资料，找出异常

分析资料时需将资料与正常值进行比较以找出异常问题所在。

（二）找出相关因素和危险因素

通过与正常值进行比较，发现异常问题后，护士应进一步找出引起异常出现的相关因素以及危险因素。如发现患者最近体重不断增加，护士需询问可能的原因，如饮食情况、活动情况等。危险因素是指患者目前虽处于正常范围内，但存在着促使其向异常转化的因素，这些因素即为危险因素。找出危险因素可以帮助护士预测可能发生的问题，如昏迷患者可能发生压疮，因肢体不能活动是引起压疮的危险因素。化疗患者可能引起感染，因白细胞低是引起感染的危险因素。这些危险因素可以是生理的，也可以是心理的、社会的。

（三）形成护理诊断

在分析资料和问题后，护理人员应对问题及其相关因素或危险因素进行描述，形成护理诊断。

三、护理诊断的类型

（一）现存的护理诊断

现存的护理诊断是指护理对象目前已存在的健康问题，常用护理诊断公式陈述。

（二）潜在的（或危险的）护理诊断

潜在的或危险的护理诊断是指患者目前尚未发生问题，但因为有危险因素存在，若不进行预防、采取措施，就一定会发生问题。如长期卧床患者"有皮肤完整性受损的危险"、化疗患者"有感染的危险"等。

（三）健康促进性的护理诊断

健康促进性的护理诊断是指个人、家庭或社区护理对象增进安适和发挥健康潜能的动机和愿望，以促进某一特定的健康行为的临床判断。如"有决策能力增强的趋势""母乳喂养有效"等。

（四）综合的护理诊断

综合的护理诊断是由特定的情境或事件而引起的一组现存的或潜在的护理诊断。如"强暴创伤综合征"是指受害者遭受违背意愿的、强迫的、粗暴的性侵犯后所表现的持续适应不良，包括情感反应、多种躯体症状、生活方式紊乱等。

第四节 护理计划

护理计划是依据确定的护理诊断制订具体的护理措施的过程，即具体决策过程。护理计划是对患者实施护理的行动指南。它以护理诊断为依据，以使护理对象尽快地恢复健康为目标。

一、排列护理诊断顺序

将所做出的护理诊断按轻、重、缓、急确定先后顺序，以保证护理工作高效、有序地进行。

（一）排序原则

（1）优先解决危及生命的问题。

（2）按需要层次理论先解决低层次需要问题，后解决高层次需要问题，再根据具体情况适当调整。

（3）在与治疗、护理原则无冲突的情况下，患者主观上迫切需要解决的问题可优先解决。

（4）优先处理现存的问题，潜在性问题根据性质决定其序列。

（二）排列顺序

1. 首优问题指直接威胁患者的生命，需立即解决的问题。如昏迷患者存在"清理呼吸道无效"的问题，应首先解决。

2. 中优问题指虽然不直接威胁患者的生命，但给其精神上或躯体上带来极大的痛苦，严重影响其健康的问题。

3. 次优问题指人们在应对发展和生活中变化时所产生的问题，在护理过程中可稍后解决。

二、设定预期目标

预期目标又称为预期结果，是针对护理诊断而提出的，期望护理对象在接受护理活动后达到的健康状态或行为的改变，也是评价护理效果的标准。

（一）目标分类

根据实现目标所需时间长短将护理目标分为短期目标和长期目标。短期目标指在相对较短的时间（一般少于7天）内可达到的目标。长期目标指需要相对较长时间才能实现的目标。长期目标常需通过若干个短期目标才能逐步实现。

（二）目标的陈述方式

护理目标的陈述方式为：主语＋谓语＋行为标准＋时间、条件状语。

1. 主语

主语指护理对象或护理对象的生理功能或机体的一部分，如体重、体温、尿量等，有时服务对象在目标陈述中充当主语时可省略。

2. 谓语

谓语指护理对象将要完成且能被观察到的行为动作。

3. 行为标准

指护理对象完成该行为动作所要达到的程度。

4. 时间状语

时间状语指护理对象完成该行为动作所需的时间。

5. 条件状语

条件状语指护理对象完成该行为动作所必须具备的条件状况。

例：8 小时内（时间状语）患者（主语）能自行（条件状语）排尿（谓语）200mL（行为标准）。

（三）目标陈述的注意事项

（1）目标的主语必须是护理对象，而非护士。

（2）目标陈述要清楚、简洁、易懂，有针对性。

（3）目标应是护理活动的结果，而非护理活动本身。

（4）目标应切实可行，充分考虑护理人力资源、护理对象的能力以及设备，应属于护理工作范畴。目标应与医疗护理工作保持方向一致，得到其他工作人员的认可。

（5）一个目标只针对一个护理诊断，一个诊断可以有多个目标。

（6）目标必须具体、可测量。在陈述中的行为动词应使用可观察、可衡量的动词，避免使用模糊、模棱两可的词。

（7）关于潜在并发症的目标潜在并发症是合作性问题，仅通过护理措施往往无法解决，护士只能监测并发症的发生与发展。潜在并发症的目标可陈述为：并发症被及时发现并得到处理。

三、制订护理措施

护理措施是护士协助患者实现护理目标的具体方法与手段，规定了解决健康问题的护理活动方式与步骤，也可称为护嘱。

（一）护理措施的类型

1. 独立性护理措施

独立性护理措施指护士根据所收集的资料，独立思考、判断后做出决策，运用护理知识和技能可独立完成的护理活动，如每 2 小时给患者翻身等。

2. 依赖性护理措施

依赖性护理措施指护士遵医嘱执行的具体护理活动，如给药、外周静脉置管等。

3. 合作性护理措施

合作性护理措施指护士与其他医务人员合作共同完成的护理活动，如与营养师一起制订饮食计划等。

（二）护理措施的内容

护理措施的内容主要包括病情观察、基础护理、检查及手术前后护理、心理护理、功能锻炼、健康教育、执行医嘱、症状护理等。

（三）制订护理措施的注意事项

（1）护理措施应以科学的理论为依据，其科学依据来源于各个学科，包括自然科学、行为科学及人文科学等。

（2）措施应与医疗工作协调一致，与其他医护人员相互配合。

（3）护理措施应有针对性，针对护理目标，一个护理目标可通过几项护理措施来实现。

（4）护理措施必须切实可行，因人而异。应充分考虑护士的数量和医院的实际情况，制订符合患者的病情及个性特征的护理措施。

（5）护理措施应明确、具体、全面。

（6）护理措施应保证患者安全，使患者乐于接受。

四、构成护理计划

将护理诊断、护理目标、护理措施和护理评价等各种信息按一定格式组合，形成护理文件，即构成护理计划。

护理计划一般都制成表格形式。各医院的格式不完全相同，大致包括日期、诊断、目标、措施、效果评价。

护理计划应体现个体差异性，一份护理计划只对一个患者的护理活动起指导作用。护理计划还应具有动态发展性，随着患者病情的变化、护理效果的优劣而补充调整。

第五节 护理实施

护理实施是将护理计划付诸实践的过程。通过实施，解决患者现存的和潜在的护理问题。实施阶段不仅需要护士具备丰富的专业知识和熟练的操作技能，而且还需要具有良好的人际沟通能力，关心、体贴患者。只有充分运用沟通技巧，才能保证护理计划的顺利实施，使患者获得高质量的护理服务。从理论上讲，实施是在护理计划制订之后，但在实际工作中，特别是抢救危重患者时，实施常先于计划之前。

一、实施过程

（一）实施步骤

1. 实施前准备

护士在实施计划之前应做好充分的准备工作，以确保计划的顺利实施，具体包括"五个 W"。

（1）做什么（What）：回顾已制订好的护理计划、评估患者目前的情况，保证计划的内容科学、安全、符合患者情况。将护理措施进行组织，安排合理的顺序，以便提高护理工作效率。

（2）谁去做（Who）：将护理措施进行分类，确定由不同的人员去完成。

（3）怎样做（How）：实施护理计划需要哪些护理知识、护理技能及技巧、相应的仪器，充分考虑实施过程中可能发生的意外，做好应对。

（4）何时做（When）：护士应根据患者具体情况、需要以及治疗护理等多方面因素，选择合适的时机执行护理计划。

（5）何地做（Where）：选择适当的场所，充分考虑环境的安全、清洁、安静、舒适、美观，考虑患者的隐私保护，执行护理计划。

2. 执行计划

在执行护理计划过程中，要充分发挥患者及家属的积极性，与其他医护人员相互协调配合，熟练运用各项护理技术操作，同时密切观察执行计划后患者的反应及有无新的问题发生，并及时收集相关资料，以便能迅速、正确地处理新出现的健康问题。

3. 护理记录

实施各项护理措施后，应及时、准确进行记录，也称护理病程记录或护理记录。

（1）记录目的

①便于其他医护人员了解患者的健康问题及其进展情况。

②作为护理工作效果与质量检查的评价依据。

③为护理科研提供资料、数据。

④处理医疗纠纷时提供依据。

（2）记录内容

①在实施中护理记录的主要内容包括患者的健康问题及所采取的护理措施。

②实施护理措施后患者和家属的反应及护士观察到的效果。

③患者出现的新的健康问题与病情变化、所采取的临时性治疗、护理措施。

④患者身心需要及其满足情况等。

（3）记录格式。

①PIO 格式：如表 1-1 所述。P：护理问题；I：护理措施；O：结果。

表 1-1 护理记录（PIO 格式）

姓名 _____ 床号 _____ 科别 _____ 病室 _____ 住院号 _____

日期	时间	护理记录（PIO）	签名
8 月 10 日	8：00	P：体温过高（39℃）：与肺部感染有关 I：（1）乙醇擦浴。 （2）头枕冰袋。	刘英
8 月 10 日	10：00	O：体温降至 38℃	刘英

② SOAPIE 格式。第一，S 主观资料（subjective data）：护理对象或家属所提供的资料。第二，0 客观资料（objective data）：对护理对象进行客观检查获得的资料，如生命体征、化验报告等。第三，A 评估（assessment）：护士对上述资料的分析、解释及对问题的判断。第四，P 计划（plan）：将要对护理对象实施的治疗和护理措施。第五，I 干预（intervention）：实际执行的护理措施。第六，E 评价（evaluation）：采取护理措施后的效果。

（二）实施方法

（1）分管护士直接为护理对象提供护理。

（2）与其他医护人员合作完成护理措施。

（3）指导护理对象及其家属共同参与护理活动。应注意了解患者及其家属的年龄、职业、文化程度和对改变目前状况的信心与态度，了解患者目前的健康状态和能力，掌握教育的内容与范围，采用适当的方法和通俗的语言，以取得良好效果。

二、注意事项

（一）体现整体性

护理活动的核心是整体的人，在实施过程中尽可能考虑患者生理、心理、社会等各方面的情况，例如信仰、价值观、年龄、健康状况及环境等。

（二）以科学理论为依据

每一项护理措施都应该具有科学性，实施时应以科学知识和护理科研为依据。

（三）护士应保证护理措施的安全性、准确性

如有疑问，应向医师澄清后再执行。

（四）充分调动患者及家属的积极性

鼓励其参与计划的制订与实施，以便提高工作效率，同时也利于建立良好的护患关系。

（五）体现灵活性

在实施过程中，应随时进行病情观察、随时评价，发现问题及时修改计划，而不能机械地按原计划执行，应灵活实施计划。

第六节 护理评价

护理评价是将实施护理计划后所得到的患者的健康状况的信息与预定的护理目标逐一对照，按评价标准对护士执行护理程序的效果、质量做出评定的过程。评价应贯穿于患者护理全过程。

一、评价方式

（1）医院质量控制委员会检查。

（2）护理查房。

（3）护士长与护理教师的检查、评价。

（4）护士自我评价。

二、评价内容

护理评价包括过程评价和效果评价两个方面。

（一）过程评价

过程评价是指对护理程序的各个步骤进行评价，检查护士进行护理活动的行为过程是否符合护理程序的要求。如护理病历质量、护理措施实施情况等。

（二）效果评价

这是评价中最重要的部分，核心内容是评价患者的行为和身心健康状况的改善是否达到预期结果或目标。

三、评价步骤

（一）收集资料

收集患者各方面的资料进行分析，列出执行护理措施后患者的反应。

（二）判断效果

将患者的反应与护理目标进行比较，衡量目标实现情况。目标实现的程度分为目标完全实现、目标部分实现和目标未实现。

（三）分析原因

对目标部分实现和目标未实现的原因进行分析、探讨。如收集的资料是否真实？护理诊断是否正确？护理目标是否切实可行？护理措施是否恰当？措施是否已执行？

（四）修订计划

（1）对已实现的护理目标与解决的问题，可以停止原有的护理措施。

（2）对仍旧存在的健康问题，修正不适当的诊断、目标或措施。

（3）对出现的新问题，在重新收集资料的基础上做出新的诊断和制订新的目标与措施，进行新一循环的护理活动，使护理对象达到最佳的健康状态。

第二章 护理文书书写规范

第一节 护理文书书写的意义和原则

一、护理文书的意义

（一）护理文书是患者诊断、抢救、治疗、康复的重要依据

患者从入院开始，护士就为患者测量体温、脉搏、呼吸、血压等生命体征，观察病情，了解患者状况，并及时、准确地记录于护理文书上。特别是危重症患者及围手术期患者，更是需要严密观察，必要时几分钟就要测量生命体征，记录病情观察结果。再者护理文书的医嘱单、护理记录单等记录着护士在执行医嘱，完成各项抢救、治疗、护理措施的详细情况，是临床第一手观察资料，为医师诊断、抢救、治疗患者提供重要的决策依据，对顺利完成抢救、手术、治疗及患者早日康复具有重要的意义。

（二）护理文书是医疗文件的重要组成部分

护理文书是护理临床实践的原始记录文件，是具有价值的科学资料。其主要内容包括：交班报告、危重患者护理记录单、一般患者护理记录单、医嘱本、体温单、医嘱单等，是医院分级管理护理文书书写合格率要求达标的表格。护理文书是由各班护理人员共同努力完成的，目的明确，操作性及实用性强，如交班报告是护士值班的重要工作记录，通过交班报告可了解全病区每天重点患者的病情变化及治疗、护理效果等情况，病区医疗及护理工作的动态，使医疗及护理工作准确无误地连续顺利运行。因此，护理文书不仅是医院病历的重要组成部分，也是医院医疗、护理、教学、科研、预防、保健及管理工作的重要档案资料。

（三）护理文书是护理纠纷判定法律责任的重要佐证

2002 年国务院颁布施行的《医疗事故处理条例》及国家卫健委和国家中医药管理局联合印发的《病历书写基本规范》中，进一步明确护理文书的法律地位。随着人们法律意识的提高，患者依照法律规定，衡量医疗护理行为和后果的意识不断增强，护照文书的法律敏感性显得尤其重要。因此，应将法律意识教育及相关政策法规性文件学习纳入护理工作及护理管理的始终，从而增强护理人员的职业法律意识，明确法律与护理工作的关系，提高护理文书中运用法律知识的能力，强化对患者负责和对护士负责，增强自我保护意识，使护理文书真正成为护理工作举证倒置的重要资料。

（四）护理文书是护理质量的重要内容

护理文书是护理质量的核心要素之一，是一项严谨而重要的工作，是护士根据医嘱和病情，对患者进行护理过程的客观记录，其质量的好坏不仅反映了护士的实际工作能力、工作责任心，而且也反映护理管理的整体水平。护理文书中的各种表格书写质量，在很大极度上反映了护工作状况及护理质量，是医院分级管理质量评价指标中的重要一项，因此，应重视提高护理文书的书写质量。

（五）护理文书是教学、科研的重要资料

护理文书全面、及时、准确地记录下某一伤病发出、发展、成功过程中的临床护理全过程，是护理学科理论、技术的具体转化和体现。通过护理文书的学习，可以使书本的理论知识和具体实践紧密结合，巩固书本上所学的知识，所以护理文书是护理教学的重要资料。护理文书也是护理科研取之不尽、用之不竭的宝库。通过一定数量护理文书的归纳、分析，可以总结出对某一伤病的护理客观规律和成熟的经验，从而促进护理学科的发展和护理水平的提高。

二、护理文书书写的基本原则

（1）符合国务院颁布的《医疗事故处理条例》及国家卫健委下发的有关法律法规要求的原则。

（2）符合医疗护理常规、制度、职责和规范的原则。

（3）符合维护护患双方合法权益，防患医疗护理纠纷的原则。

（4）符合患者早诊断、早治疗、早康复的原则。

（5）符合客观、真实、准确、及时、完整地记录患者病情变化的原则。

（6）符合有利于提高护理质量的原则。

（7）符合为医疗、教学、科研提供可靠客观资料的原则。

（8）符合集科学性、规范性、技术性、实用性和可操作性为一体，体现现代护理专业特点和学科发展水平特点。

（9）符合有利于科学、规范护理管理，防护护理差错事故及纠纷的原则。

（10）符合方便、快捷，提高共做效率的原则。

第二节 护理文书书写的内容

一、体温单

体温单用于记录住院患者体温、脉搏、呼吸曲线及各种相关数据,如出院、分娩、转出、转入、死亡时间、体重、出入量、胃液、腹水情况等。住院期间体温单排列顺序在病例首页,以便查看,为医疗护理提供患者最基本的信息。

书写内容及要求

1. 眉栏

两者填写顺序不同。《常规》眉栏填写顺序是入院日期、姓名、科别、病区、床号、住院号;《新编》眉栏填写顺序是姓名、科室、床号、住院号。

2. 住院日数

《常规》要求必要时填写患病日数;《新编》住院日数从入院当天连续填写至出院日,用阿拉伯数字"1、2……"表示。

3. 住院日期

《常规》与《新编》要求基本相同。每页第一日应填写年、月、日,其余6天只写日,如在本页6天中遇到新年度或新月份,应填写年、月、日或月、日。

4. 术后日期数

《新编》要求术后日期紧跟住院日数下一排填写,要求用签字笔填写,以手术次日为第一日,用阿拉伯数字"1、2……"连续写至14日止,若14日内出现新手术,则将第一次手术日数作为分母,第二次手术日作为分子。

5. 40~42℃

用红墨水钢笔纵行在此区间相应时间格内填写入院、转入、手术、分娩、出院、死亡、外出等,除手术不写具体时间外,其余均应按24小时制写出相应时间,如"转入于二十点三十分",转入时间由转入病室填写。

6. 体温、脉搏、呼吸的填写

(1)体温:《常规》与《新编》对体温的要求基本相同。要求在35~40℃间绘制体温、脉搏曲线。口温为蓝腋温为蓝"x",肛温为蓝"O"。相邻两次体温用蓝实线相连。物理降温如温水或乙醇擦浴、大动脉冰敷30分钟后测量体温,以红"O"表示,并用红色虚线与物理降温前的体温相连,下一次体温也与物理降温前体温相连。体温 < 35℃,则于34~35℃用蓝笔写"不升"。如患者不在病房或请假,应在本班时间段内尽量补测,若确实无法补测,则于34~35℃写"患者不在"。任何异常高或低的体

温，应重复测试，待肯定无误后记录，并立即报告护士长或医师。患者体温不升、拒测、不在病房未测量体温，前后两次曲线断开不连。

（2）脉搏：脉率以红"O"表示，相邻脉率或心率用红实线相连。脉搏短绌时，心率以"O"表示，相邻心率用红线相连，在脉搏和心率两曲线间红笔画直线填满。

（3）呼吸：呼吸符号，以蓝相邻两次呼吸用蓝实线相连，在同一水平线上可以不连线。

7. 底栏填写

底栏内容包括血压、体重、尿量、大便次数、出入量、其他等，用蓝墨水钢笔填写。数据以阿拉伯数字记录，不写计量单位。

二、医嘱单

医嘱是医师根据患者和病情需要在医疗活动中为诊治患者而下达的医学指令。医嘱单是护士执行治疗护理等工作的重要依据，也是护士完成医嘱前后的查核依据。

（一）医嘱单的内容、种类和质控要求

1. 医嘱内容

医嘱的内容包括日期、时间、护理常规、护理级别、饮食、体位、药物（名称、剂量、浓度、用法等）、各种检查、治疗、术前准备、医师、护士、核实者签名等。

2. 医嘱种类

（1）长期医嘱：有效期在 24 小时以上的医嘱。医师注明停止时间后失效。

（2）临时医嘱：有效时间在 24 小时以内，一般仅执行一次。有时临时医嘱有限定执行时间，如各项特殊检查等，有的临时医嘱立即执行。

（3）备用医嘱：分为长期备用医嘱和临时备用医嘱两种。长期备用医嘱：有效时间在 24 小时以上，必要时用，医师注明停止时间后失效。临时备用医嘱：医嘱开出 12 小时内有效，必要时用，过期尚未执行则失效。

3. 医嘱处理方法

（1）长期医嘱：由医师写在长期医嘱单上，注明日期和时间，并签全名。护士将长期医嘱转抄至各种执行单上，注明时间并签全名。

（2）临时医嘱：医师将医嘱写在临时医嘱单上，护士在执行后，写上执行时间并签全名。

（3）备用医嘱：

①长期备用医嘱：按长期医嘱处理，在执行单上需注明"pm"字样，但不需注明执行的具体时间，以与长期医嘱区别。②临时备用医嘱：临时备用医嘱执行后，按

临时医嘱处理。如在规定时间内未执行，则由护士在该项医嘱栏内用红墨水写"未用"两字，并签全名。

（4）停止医嘱：应先在相应的执行单上将此项目注销，签全名，并注明停止日期、时间。然后再医嘱单原遗嘱内容的停止日期栏内注明停止的日期和时间，最后签全名。

（5）重整医嘱：在最后一行医嘱下面用红笔画一横线，在红线下面用红笔写上"重整医嘱"四个字，再将需要继续执行的长期医嘱按原来的日期顺序排列，抄录在新的医嘱单上，并写上重整医嘱日期及抄写、核对者签名；转科、手术或分娩后要重整医嘱，即在原来医嘱最后一行下面用红线画一横线，以示前面医嘱一律作废，并在红线下面用红笔写上"转科医嘱""手术医嘱"或"分娩医嘱"，然后重新开写医嘱，核对后签名。

4. 质控要求

（1）处理医嘱时，要求字迹清楚，不得涂改，需要取消时，用红墨水标注"取消"字样并签名。

（2）医嘱经医师签名后方有效，一般情况下不执行口头医嘱。抢救、手术过程中医师需要向护士下达口头医嘱时，护士必须复述一遍，双方确认无误后方可执行。抢救后手术结束后，医师应及时记录和签署所有执行过的医嘱。

（3）处理医嘱时，无论是长期医嘱或临时医嘱，应先执行，后转抄到医嘱单上。

（4）处理多项医嘱时，应首先判断需执行医嘱的轻重缓急，合理、及时地安排执行顺序。

（5）每项医嘱只包含一个主题，注明下达时间应当具体到分钟，护士有责任核查医嘱的正确性。

（6）需要下一班执行的临时医嘱和临时备用医嘱需要交班，并在交班记录上注明。

（7）如使用医嘱本，则由医师将医嘱写在医嘱本上，由护士按不同类别的医嘱内容分别转抄至医嘱单和相应执行单上。转抄到医嘱单上后，在医嘱本相应医嘱前用蓝墨水笔打钩；临时医嘱执行后，在相应医嘱前用铅笔打钩。为了整齐划一，在医嘱本画钩栏中这三种钩均有固定位置，从左至右依次为铅笔钩、红墨水笔钩、蓝墨水笔钩。

（8）严格执行查对制度。每转抄一条医嘱前要仔细查对执行单、医嘱单；转抄后再核对一遍，并注意医嘱内容是否转抄无误。医嘱经转抄、整理后，须经另一人核对、签名后方可执行。每一班都必须查对当天开出的所以医嘱，每周对所有长期医嘱进行总核对一次。每次查对后参与查对者应签全名，以示负责。

（二）长期医嘱单

长期医嘱单是医师根据患者病情需要下达的按时间反复执行的书面医嘱，有效时间在 24 小时以上，需定期执行的医嘱，如果未停止则一直有效。

1. 书写内容

（1）眉栏内容：包括患者姓名、科室、床号、住院号。

（2）遗嘱内容：包括医嘱起始日期和时间、内容、停止日期和时间、医师签名、执行护士签名、核对者签名。

2. 书写要求

（1）长期医嘱的内容及起始、停止时间由医师书写在长期医嘱单上，医师注明停止时间后，则医嘱失效。

（2）医嘱按时间顺序抄写在医嘱单上，每行医嘱顶格书写，第一行应对齐；一行为写完的内容，书写第二行时应后移一格；如第二行仍未写完，第三行应与第二行第一个字对齐。

（3）长期医嘱一般在上午 10 点前开出，然后集中处理，按照医嘱性质分别抄于服药单、治疗单、饮食单上。定期执行的长期医嘱，应在小药卡或注射卡上写明具体时间。

（4）医嘱已抄写后又作废，用蓝墨水笔在执行时间栏内写"作废"或"DC"来表示，并由医师签名。

（5）凡转科、分娩、手术时，在最后一项医嘱的下面画一红横线，表示停止执行以上医嘱。

（6）医嘱较多、一张医嘱单不够记录时，可续一页，未用完部分仍按原格式依次抄录。

（三）临时医嘱

临时医嘱是医师根据患者病情需要确定的，有效时间 24 小时之内，一般仅执行一次的书面医嘱。

1. 书写内容

（1）眉栏内容：眉栏内容包括患者姓名、科室、床号、住院号。

（2）医嘱内容：医嘱内容包括医嘱下达日期和时间、内容、医师签名、处理医嘱的护士签名、执行时间、执行护士签名、核对者签名。

2. 书写要求

（1）"护士签名"栏由处理医嘱的护士签名，以示对医嘱的正确性负责。

（2）输血需两人核对后方可执行，核对人均应在"执行签名栏"内签名。

（3）患者转科、出院或死亡，应在临时医嘱栏内注明转科、出院及死亡通知时间，停止有关执行单上所有医嘱。

（4）医嘱取消时，医师在需要取消的医嘱上用红墨水笔写"取消"，并在该医嘱的右下角用红墨水笔签全名。

（5）术前禁食水等医嘱由护士告知患者并签全名，执行时间为告知患者的时间。

（6）各种药物过敏试验，如青霉素、链霉素过敏试验，其结果记录在该医嘱的末端，用圆括号内加表示符号表示。阳性结果用红墨水笔记录为"（＋）"；阴性结果用蓝墨水或碳素墨水笔记录为"（-）"。其执行时间栏内签写皮试时间。

（7）因故（如拒绝执行等）未执行的医嘱，应在执行时间栏内用红墨水笔标明"未执行"，并用蓝墨水或碳素墨水笔在签名栏内签名，其原因在护理记录单中注明。

（四）备用医嘱内容及要求

1.长期备用医嘱

有效期在 24 小时以上，无停止时间医嘱一直有效。需要时使用，按长期医嘱处理，在执行单上注明"pm"字样，但不需注明执行的具体时间，以与长期医嘱区别。每当必要时执行后，在临时医嘱单记录单内记录 1 次，注明执行时间并签全名，供下一班参考。

2.临时备用医嘱

在 12 小时内有效。日间的备用医嘱仅于日间有效，至下午 7 时自动失效；夜间的备用医嘱仅夜间有效，如夜间未用，至次晨 7 时自动失效。临时备用医嘱执行后，按临时医嘱处理。如在规定时间内未执行，则由护士在该项医嘱栏内用红墨水写"未用"两字，并在执行者栏内签全名。凡需下一班执行的临时医嘱应交班。

（五）重整医嘱

（1）医嘱调整项目较多，或长期医嘱超过 3 页应重整。

（2）重整医嘱时，在原医嘱最后一行下面画一横线，在红线下正中用蓝墨水笔写"重整医嘱"字样，再将红线以上有效的长期医嘱，按原日期、时间顺序排列抄于红线下栏内。

（六）医嘱单计算机管理的主要事项

（1）为确保医护信息安全，必须实行密码签名制度。

（2）所以医嘱必须在计算机中下达、执行。

（3）各种药物过敏试验医嘱，必须先处置，待观察结果后再输入实验结果并执行。实验结果阳性者应通知医师。

（4）备用医嘱仅限于当班，未用者由医师作"未用"处理。手术后需先执行"手术医嘱"，停术前所有长期医嘱，再执行"术后医嘱"，然后按序执行新医嘱。护士随时进入工作台查阅有关新医嘱，医师下达即时执行医嘱后应提醒护士立即执行。

（5）以执行的医嘱自动转入"核对"栏内，每班护士必须核对上一班执行的医嘱并签名，复查当班医嘱。

（6）护士长对所有医嘱每周总核对一次。必要时利用"医嘱信息"功能浏览，打印全病区当日或7日内任意日下达的医嘱、每个患者的医嘱记录单或未停医嘱记录，便于工作中了解和查对全病区或每个患者的治疗情况。

（7）严格查对制度，医师下达医嘱后认真检查、校对、无误后方可确认后保存。保存后护士必须查看有无遗漏及笔误。护士执行前必须审阅医嘱的正确性，执行后应核对执行单无遗漏后打印错误，患者是否及时得到处置。

三、一般患者护理记录单

一般患者护理记录单是指护士遵医嘱和病情对住院患者从入院到出院间病情变化、护理观察、各种护理措施等的客观动态记录。2012年3月1日起施行的《病例书写基本规范》为切实节省护士时间，原则上取消一般患者即未报病危的一级护理、二级护理、三级护理患者的护理记录单，但是由于各个地区、各个家庭情况不同，且不同患者的具体情况也不尽相同，例如突然发生病情变化的患者，手术后需记录生命体征、病情观察的患者等，其不属于危重患者护理记录范围，但是根据治疗和病情确实需要加以记录。

（一）书写内容

1.眉栏内容

科别、姓名、床号、ID号、住院号、护理级别。

2.项目内容

日期、时间、生命体征、基础护理、病情观察、护理措施及效果、护士签名等。

（二）书写要求

（1）护士根据医嘱及护理级别于入院时建立一般患者护理记录单。

（2）用蓝黑墨水笔填写眉栏各项，如遇转科、转床、更改护理级别时用箭头表示。

（3）准确记录日期和时间。

（4）记录生命体征：体温、脉搏、呼吸、血压等，均按护理级别要求进行记录。

（5）病情观察、护理措施及效果重点描述患者病情的客观动态变化。

（6）患者新入、抢救、手术、分娩应在首次或当日开始时简述病情、处理经过及效果。

（7）手术患者应记录相应的术前准备，术后安返病房时间、麻醉方式、手术名称、生命体征、伤口、敷料，留置引流管的患者记录引流液颜色、性质和量，观察记录的内容和频率按医嘱和护理级别来确定。

（8）患者接受特殊检查应用相应的记录内容。

（9）一般患者护理记录除首次或病情变化时记录，无须病情小结。

（10）每次记录及巡视后签全名，若同一人同一班签名可首尾签全名，中间用箭头连接。

（11）医嘱改"特级护理"或者"一级护理"病危时，应及时转记到"危重患者记录单上"；同时应在"一般患者护理记录单"的护理措施和病情记录栏内注明转单的原因，如遵医嘱改特级护理或一级护理病危。

（12）转单记录的页码与原记录单的页码顺延，如在转换时现记录单有空行时应在空行上写"以下空白"四字，再转下张记录单，页码顺延。

（13）护理记录无论是日间或是夜间均使用蓝黑墨水笔书写。

（三）格式

一般患者护理记录单通常有两种记录方式。

1. 叙述式

根据所记载的内容，按时间顺序记录。书写形式类似医师的病程记录。

2. 表格式

采用表格的形式记录日期和时间、生命体征、基础护理、病情观察、护理措施及效果。表格式直观明了、简便易行，既减轻护士工作量，又较好地反应病程记录完整性和连续性。

四、危重患者护理记录单

危重患者护理记录单是指护士依据医嘱和病情，对危重患者从入院到出院期间护理工作全过程的客观的动态记录。

（一）书写内容

1. 记录对象

特级护理，一级护理报病危患者，需记出入量，观察瞳孔。

2. 记录内容

（1）眉栏内容

眉栏内容包括科别、姓名、床号、ID 号、住院号、护理级别。

（2）项目内容

项目内容包括日期、时间、生命体征、出入液量、基础护理、病情观察、护理措施及效果、护士签名等。

（二）书写要求

（1）用蓝黑笔填写眉栏各空白项目，不得有空项、漏项。如遇转科、转床、更改护理级别时用箭头表示。

（2）护理文书应当客观、真实、准确、及时、完整。使用规范医学术语，避免使用自编缩略语。

（3）时间记录。为"年 - 月 - 日"，具体到分钟。

（4）生命体征记录。根据医嘱要求准确填写，体温单位摄氏度，脉搏单位为次 / 分，呼吸单位为次 / 分，血压单位为毫米汞柱，血氧饱和度单位为 %。神智记录为清醒、嗜睡、意识模糊、浅昏迷、深昏迷等。瞳孔的观察包括大小和光反射，大小用数字记录，单位为毫米；对光反射用符号记录，灵敏用"+"，消失用"-"表示，记录于瞳孔标识的正下方。

（5）出入量记录。入量包括输液、输血、鼻饲、口服饮食含水量及饮水量等，如为输液应注明液体加入药物后的总量；出量包括大便、小便、呕吐量、各种引流量、痰量等，同时应观察其颜色及性状并记录于病情栏内。

（6）基础护理措施记录。根据医嘱按时完成记录，在相应栏目下打对号。卧位可填写左侧、右侧、平卧、半卧、俯卧等。病情巡视按记录，首行空两格护理级别的要求进行。

（7）病情观察、护理措施及效果记录。要求重点记录患者病情的客观动态变化、护理措施及实施效果，如主诉、生命体征变化、皮肤、饮食、排泄、用药反应等异常情况。该栏内的所有。

（8）首页记录。新入、危重、抢救、手术、分娩后患者在首页开始时，应简述病情或手术情况、经过的处置及效果。

（9）患者接受特殊检查、治疗、用药、手术前后有相应内容记录。

（10）记录应体现专科护理特点。如外科手术患者的麻醉方式、手术名称、术中简况、患者返回病室时间、术后病情、伤口情况、引流情况等，或内科呼吸衰竭、心力衰竭患者入本监护室的原因。

（11）皮肤记录。可用完好、破损、压疮等，后两项应在护理措施栏内记录部位、范围、深度、局部处理及效果。

（12）患者病情、生命体征、出入液量、用药、治疗效果、病情变化与护理措施及护理评价，应记录完整、及时、准确，并签全名。同一人同一班签名可在首尾签全名，中间用箭头连接。

（13）特护、病危患者每班有病情小结并签班次及全名，签班次的顺序为：日班—晚班—夜班。格式为：病情小结完后另起一行空两格签班次，护士签名签在"护士签名"栏内。

（14）液体出入总量。应在19：00做12小时总结，在其格子上下用红笔各画一横线，至次晨7：00做24小时总结，在其格子上下用红笔各画一横线。根据病情需要如需分类小结的需先做分类小结，后总结。

（15）如新入院或手术后患者需要记录出入量，单记录的出入量时间不足12小时或24小时，在出入量记录单上实时记录其出入量。

（16）因故停止或更换液体时，护士应在记录入量栏内注明丢弃量，在其数量前加"—"号表示。

（17）危重患者的抢救记录应与医师协调一致，记录及时、准确、客观、真实。

（18）实习护士、试用期护士、进修护士等非本机构注册护理人员不具备记录资格。

五、特殊护理记录单

随着医学科学技术的迅速发展，医学专科分工的细化和诊疗新业务、新技术的开展，在临床护理工作中经常使用到一些专科和专项的护理相关记录单，如产科护理记录单、新生儿护理记录单、护理会诊单、静脉输液记录单、康复护理治疗单等。本节列为特殊护理记录单，分别对其书写内容、要求、格式和示例作一介绍，仅供参考。

（一）产科护理记录单

产科护理记录是指助产护士对产妇在产前、产中、产后及新生儿时临床护理的客观记录。

1. 产前护理记录

产前护理记录是指护士根据医嘱与护理常规对大于等于28周、患有妊娠合并症或待产的孕妇在住院期间的治疗与护理过程的客观记录。如血压、宫高、腹围、水肿、胎位、胎心率、胎心率。

2. 临产记录

临产记录是指护士根据医嘱与护理常规对进入产房的产妇在这整个过程中客观与动态的记录。包括产妇的精神状态、大小便、进食、血压、胎心音的变化、子宫收缩情况、宫口大小、先露下降、胎膜破否、产程的进展、产前用药、特殊检查及处置、绘制产程图等。

3. 分娩记录

分娩记录包括分娩方式、分娩后羊水性状、胎盘脐带情况、会阴及阴道裂伤、子宫收缩、阴道出血、产后用药、新生儿出生时的评估及发育情况，有无进行新生儿复苏等。

4. 产后记录

产后记录是指护士根据医嘱或护理常规对分娩后产妇在产房观察 2 小时中护理与处置的记录，包括血压、脉搏、子宫收缩、阴道出血、会阴有无血肿、膀胱充盈度、进食等情况的如实记录。

（二）新生儿护理记录单

新生儿护理记录是指护士根据医嘱、护理级别及新生儿护理常规对新生儿住院期间护理与观察的客观记录。

（1）统一用蓝黑墨水笔填写。

（2）单位说明。体温用摄氏度；大、小便，母乳用"次"；配方奶及水用毫升；体重用克；其他用对号表示。

（3）皮肤。主要描述肤色，如红润、青紫、苍白、黄染等。若发现皮肤硬肿、破损、脓疱、皮疹、红臀等异常状态应在空格内记录，并注明部位。

（4）行为观察。以安静、入睡、哭闹、烦躁、嗜睡描述。

（5）脐带。以干燥、脱落、渗血、脐带周围有无红肿表示（人工脱落须注明）。

（6）按照新生儿护理常规，巡视 1 次 /2 小时，测量体温 4 次 / 日，沐浴 1 次 / 日，并进行脐带护理和称体重。护理完成后及时在护理观察栏内记录。

（7）常规进行各种疫苗接种或健康宣教后在护理观察栏内记录。

（8）总结内容以新生儿行为、皮肤、脐带、大小便次数及吃奶情况为主；每天 19：00 对 24 小时情况进行总结，不满 24 小时按实际小时统计。

（三）护理会诊单

护理会诊单是指患者住院期间，需邀请及协调组织相关科室或外单位医疗机构相关护理专家进行指导，解决临床护理问题时书写的文字记录。

1. 书写内容

（1）护理会诊单内容：护理会诊单内容包括申请会诊记录和会诊意见记录，分别由申请护士和会诊护理专家书写。

（2）护理会诊单的填写：一般项目包括会诊级别、ID号、住院号、姓名、性别、年龄、科别、床号应填写完整、无漏项。"护理会诊缘由"书写内容包括病史、阳性体征、必要的辅助检查结果、实施的护理措施、效果、会诊目的与要求。书写时应简明扼要。

2. 书写要求

（1）应邀会诊科室护理专家应根据会诊等级在规定时间内完成会诊，普通会诊4小时内，急会诊30分钟内到达会诊科室，突发事件随叫随到。

（2）会诊后并在护理会诊单的"护理会诊意见"栏内认真记录处理意见。

（3）护理会诊单上的"申请日期""会诊日期"必须具体到年月日时分。

（4）护理会诊单科内专人保存，保存期限为1年。

3. 会诊申请

（1）申请科室间会诊：由责任护士提出，经护士长同意后，填写会诊单，送应邀会诊科或电话联系。

（2）申请院外会诊：由科室提出书面会诊申请，报护理部同意后，有护理部与有关单位联系。

（四）静脉输液记录单

静脉输液记录单是对患者输液全过程的原始记录。静脉输液记录单的使用对象为长期或临时医嘱需要输液、输血、静脉注射的患者。

1. 书写内容

（1）一般项目：日期、姓名、性别年龄、科室、床号、医嘱种类应填写完整，不得有漏项。

（2）输液中记录项目：护士为患者输上液体查对无误后，在静脉输液单上记录每分钟滴数、输液时间，护士签名后将其挂于输液架上。护士每30~40分钟巡视一次患者输液情况，按照要求记录每分钟滴数、巡视时间、护士签名。出现输液反应等异常情况时及时报告医师，增强巡视次数并做好记录。护士每更换一瓶液体，均需在输液记录单内注明瓶次顺序，并依此在巡视时间栏内填写更换时间并签全名。

2. 书写要求

（1）根据医嘱及时修改静脉输液记录单，并在未执行的液体栏内注明原因，如退药、拒输、不在等。

（2）为确保责任落到位，应由执行护士本人签全名，不允许他人代签。实习、进修人员必须在带教老师的指导下执行，并实行双签名，格式为：带教老师、实习生或进修生。

（五）康复护理治疗单

康复护理治疗单主要是针对肢体外伤后的患者进行康复治疗和锻炼过程的记录。

1. 书写内容

一般项目、入科评估、康复目标、康复治疗项目、康复效果评价。

2. 书写要求

一般项目应填写完整，不得有漏项，康复治疗项目应注明日期和频次，康复效果评价包括掌握运动情况、完成运动内容和运动效果评价，应注明评价日期好评价者签名。

六、病室交班报告

病室交班报告是由值班护士书写的书面交班材料，是值班护士在值班时对本病室的护理工作动态、患者的流动情况和需要交代事宜的交班表述。

（一）书写内容

1. 病危患者

在第一栏内顶格书写体温、脉搏、呼吸及测量时间。对于非病危患者书写时不写呼吸。

2. 新入院及转入患者

报告患者姓名、性别、年龄、入院时间、主诉、病情、曾行何种治疗、目前的病情、入院后给予何种处置及结果，并交代下一班应注意的事项。

3. 手术患者

报告在何种麻醉下行何种手术、术中情况、皮肤情况、清醒及回病室时间；返回病室后的生命体征；创口敷料有无渗血、渗液；各种引流管是否通畅；引流液的性质、颜色、量；能否自行排尿以及镇痛药物的应用等。

4. 危重患者

报告神志、意识、饮食等变化情况，所给予的治疗方法、护理措施及效果评价，下一班需要观察和护理的重点等。

5. 产妇

报告胎次、产程、分娩时间、分娩方式、分娩创口及恶露等情况。

6.预备工作交代

预手术、预检查、待执行的特殊治疗，应注明注意事项、术前皮试结果、皮肤准备、用药、禁食、禁水等准备情况。

7.其他

（1）各类患者均报告思想情绪、心理状态及夜间睡眠情况。

（2）有危重患者护理记录单的病室报告可以简化，注明详见危重患者护理记录单即可。

（二）书写要求

（1）交班报告应在各班（白班、夜班、晚班）交班前按时完成。

（2）完整填写眉栏各项空白项目，无者写"0"，不得有空项、漏项。

（3）由当班护士书写，书写者签全名，盖章无效。

（4）病情交班第一行空两格。手术患者诊断写术后诊断。交班报告第一页填满需续页时，下一页可以不写患者床号、姓名、诊断等。

（5）白班交班患者，如夜间交班内容在相应的格式内写不下时，可在当天交班的后面书写患者的床号、姓名、诊断及病情等。

（6）出院、转出、入院、转入、手术、分娩、病危、死亡、预手术、预检查、转床者，以上各项应在姓名项下以红笔注明。

（三）书写顺序

1.减员

减员包括出院、转院及转科（应交代转出科室）；死亡（应简要交代病情变化及抢救过程），呼吸、心搏停止时间，尸体料理情况等。

2.增员

增员包括入院、转入（注明由何科转来）。

3.重点患者

重点患者包括病危、手术、分娩、有心理或情绪变化、病情发生突然变化的患者。

4.预备工作交代

预备工作交代预手术，预检查，特殊检查如 I 试验等。

第三章 护理职业防护规范

第一节 隔离技术

隔离是指采用各种方法、技术，防止病原体从患者及携带者传播给他人的措施。将传染源和高度易感人群安置在指定地方，暂时避免与周围人群接触，切断传播途径，防止病原微生物在患者、工作人员及媒介物中扩散。

一、概述

医院感染的发生必须有感染源、传播途径和易感宿主的同时存在和相互作用，三者缺一不可。隔离的基本原理是要严格管理感染源，切断传播途径，保护易感宿主，阻断感染链。

（一）医院建筑布局与隔离要求

根据患者获得感染的危险程度，应将医院分为 4 个区域：①低危险区域：包括行政管理区、教学区、生活服务区等；②中等危险区域：包括普通门诊、普通病房等；③高危险区域：包括感染疾病科（门诊、病房）等；④极高危区域：包括手术室、重症监护病房、器官移植病房等。

同一等级分区的科室相对集中，高危险区的科室宜相对独立，宜与普通门诊、病区和生活区分开，通风系统应区域化，配备合适的手卫生设施。

1. 呼吸道传染病

病区的建筑与隔离要求适用于经呼吸道传播疾病患者的隔离。

（1）建筑布局宜设在医院相对独立的区域，与普通病房和生活区分开，分为清洁区、潜在污染区和污染区，设立两通道和三区之间的缓冲间。缓冲间两侧的门不应同时开启。经空气传播疾病的隔离病区，应设负压病室。病室的气压宜为 -30Pa，缓冲间的气压宜为 -15Pa。

（2）隔离要求应严格服务流程和三区管理，各区之间界限清楚，标识明显。病室内有良好的通风设施。不同种类传染病患者应分室安置。

2.感染性疾病

病区的建筑布局与隔离要求适用于主要经接触传播疾病患者的隔离。

（1）建筑布局应设在医院相对独立的区域，远离儿科病房、ICU 和生活区。设单独出入口和入出院处置室。设清洁区、潜在污染区和污染区，三区设缓冲间。中小型医院可在建筑物的一端设立感染性疾病病区。

（2）隔离要求应分区明确，标识清楚，不同种类的感染性疾病患者应分室安置。病室通风良好，配备适量非触手式开关的流动水洗手设施。

3.普通病区的建筑布局与隔离要求

（1）建筑布局在病区的末端，应设一间或多间隔离室。

（2）隔离要求感染性疾病患者与非感染性疾病患者应分室安排。受条件限制的医院，同种感染性疾病、同种病原体感染患者可安置于一室，病床间距大于 0.8m；病情较重的患者宜单人间安置。

（二）隔离的管理

（1）在新建、改建与扩建时，建筑布局应符合医院卫生学要求，并应具备局部隔离预防的功能，区域划分明确、标识清楚。

（2）应根据国家的有关法规，结合本医院的实际情况，制定隔离预防制度并实施

（3）隔离的实施应遵循"标准预防"和"基于疾病传播途径的预防"的原则。

（4）应采取有效措施，管理感染源，切断传播途径和保护易感人群。

（三）隔离的原则

1.隔离标识明确，卫生设施齐全

根据隔离种类，应在病室或病床前挂隔离标志。门口放置消毒液浸湿的脚垫和挂隔离衣用的立柜或壁橱，备有隔离衣、帽子、口罩、鞋套及手消毒物品。

2.严格遵守服务流程，加强三区管理

明确服务流程，保证洁、污分开。同时严格三区管理。第一，患者及患者接触过的物体不得进入清洁区，工作人员接触患者后，需刷手并消毒、脱去隔离衣及鞋，方能进入清洁区。第二，患者或穿隔离衣的工作人员通过走廊时不得接触墙面、家具等物，污染物品固定存放在一定位置。第三，污染区的物品未经消毒处理，不得带到他处；工作人员进入污染区时，按规定戴工作帽、口罩及穿隔离衣，必要时穿隔离鞋；穿隔离衣前备齐所用物品，穿隔离衣后只能在规定范围内活动，离开前脱隔离衣、鞋并消毒双手。

3.物品消毒处置规范

患者接触过的物品或落地的物品视为污染，必须经过消毒后再用。患者的信件、

票证、书籍等须经熏蒸消毒处理后才能递交家人或重新使用。不宜消毒的物品应放入塑料袋内避污。需送出病区处理的物品分类置于黄色污物袋内，袋外有明显标记。患者的排泄物、分泌物、呕吐物须经消毒处理后排放。

4.定期做好环境消毒

隔离病室应每日进行空气消毒，应用Ⅳ类环境的消毒方法，如用紫外线行空气消毒或用消毒液喷洒消毒，根据隔离类型确定每日消毒的频次。

5.加强隔离患者心理护理

了解患者的心理状况，根据情况安排探视，尽量解除患者在心理上因被隔离而产生的恐惧或孤独感。

6.掌握解除隔离的标准

患者的传染性分泌物经培养3次，结果均为阴性或确已度过隔离期，经医生开出医嘱方可解除隔离。解除隔离后患者经过沐浴更衣方可离开，病室所有用物必须终末消毒。

7.做好终末消毒处理

终末消毒处理是指对出院、转科或死亡患者及其用物、所住病室和医疗器械进行的消毒处理。

（1）患者的终末处理：患者沐浴后换上清洁衣服才能迁入非隔离病房或出院。个人用物消毒后方能带离隔离区。如患者死亡，用消毒液做尸体护理。

（2）病室和物品的终末处理：被服放入污物袋，消毒后再清洗；紧闭病室门窗，摊开棉被，床垫、枕芯竖放，打开抽屉、柜门，用消毒液熏蒸或用紫外线消毒；用消毒液擦拭家具和地面。体温表用消毒液浸泡，血压计、听诊器放熏蒸箱消毒，被服类消毒后再清洗。

二、标准预防和隔离种类及措施

隔离的实施应遵循"标准预防"和"基于疾病传播途径的预防"的原则。隔离预防应在标准预防的基础上，实施两大类隔离，即基于切断传播途径的隔离和保护易感人群的隔离。

（一）标准预防

1.概念标准预防

标准预防是基于患者的血液、体液、分泌物、排泄物（不包括汗液）、非完整性皮肤和黏膜均可能含有感染性因子的原则，针对医院所有患者和医务人员采取的一组预防感染措施。包括手卫生，根据预期可能的暴露选用手套、隔离衣、口罩、护目镜或防护面罩，以及安全注射；也包括穿戴合适的防护用品，处理患者环境中污染的物品与医疗器械。

2. 标准预防措施

（1）接触患者的血液、体液、分泌物、排泄物及污染物品后，无论是否戴手套，都应严格地洗手。

（2）进行可能接触患者体液、血液的操作时须戴手套，医务人员手部破损时接触患者血液、体液时戴双层手套。

（3）有可能发生血液、体液飞溅到医务人员面部时戴口罩、护目镜。

（4）实施安全注射，针头用后放锐器盒，禁止回套针帽，以防锐器伤，并使用具有保护装置的安全注射器。

（二）隔离种类及措施

1. 基于切断传播途径的隔离预防

一种疾病可能有多种传播途径时，应在标准预防的基础上，联合采取相应传播途径的隔离与预防。

（1）接触传播的隔离与预防

适用于经接触传播疾病的隔离与预防，如肠道感染、多重耐药菌感染、皮肤感染的患者等。在标准预防的基础上，隔离措施还有：①隔离病室挂蓝色标识。②患者的隔离：第一，患者单间隔离或同病种患者同室隔离；第二，尽量限制患者的活动范围，减少不必要的转运，如必须转运时，应尽量减少对其他患者、医务人员和环境表面的污染；第三，患者用过的物品，如床单、衣物、换药器械等均应先灭菌处理，再进行清洁、消毒、灭菌处理。伤口敷料则集中焚烧。③医务人员的防护。第一，治疗护理时应穿隔离衣；离开隔离室前脱下隔离衣，按要求悬挂，每天更换与消毒，如使用一次性隔离衣，用后按医疗废物管理要求处置。接触甲类传染病应按要求穿脱、处置防护服。第二，接触血液、体液、分泌物、排泄物时戴手套；离开隔离室前，接触污染物品后应摘除手套，消毒双手。如手有伤口应戴双重手套。

（2）空气传播的隔离与预防：适用于通过空气传播的疾病。如肺结核、水痘及麻疹等。在标准预防的基础上，隔离措施还有：①隔离病室挂黄色标识。②患者的隔离。第一，安置单间病室，无条件时同病种患者可同住一室，关闭通向走廊的门窗，防止病原体随空气向外传播。尽量使隔离病室远离其他病室或使用负压病房。无条件收治时尽快转送至有条件收治呼吸道传染病的医疗机构。第二，当患者病情允许时应戴外科口罩，并限制活动范围。第三，严格空气消毒。第四，患者口鼻分泌物须经严格消毒后再倾倒，患者的专用痰杯要定期消毒。③医务人员的防护，第一，应严格按照区域流程，在不同的区域，戴不同的防护用品，离开时按要求摘脱。第二，治疗和护理时须戴帽子、防护口罩，可能接触患者体液、血液时须戴手套，进行可能发生血液、体液喷溅的诊疗操作时应戴口罩、护目镜，穿防护服。

（3）飞沫传播的隔离与预防：适用于通过飞沫传播的疾病。如百日咳、病毒性腮腺炎、流行性感冒等。在标准预防的基础上，隔离措施还有：①隔离病室挂粉色标。②患者的隔离。第一，安置单间病室，无条件时同病种患者可同住一室，关闭通向走廊的门窗，防止病原体随空气向外传播。尽量使隔离病室远离其他病室或使用负压病房。无条件收治时尽快转送至有条件收治呼吸道传染病的医疗机构。第二，当患者病情允许时戴外科口罩，并限制活动范围。第三，加强通风或进行空气的消毒。第四，患者之间、患者与探视者之间应相距 1m 以上，探视者应戴外科口罩。③医务人员的防护。第一，应严格按照区域流程，在不同的区域，戴不同的防护用品，离开时按要求摘脱。第二，与患者近距离（1m 内）接触时须戴帽子、防护口罩，可能接触患者体液、血液时须戴手套，进行可能发生血液、体液喷溅的诊疗操作时应戴口罩、护目镜，穿防护服。

2. 基于保护易感人群的隔离预防保护性隔离

于保护易感人群的隔离预防保护性隔离

又称"反向隔离"，是以保护易感人群作为制订措施的主要依据而采取的隔离，适用于抵抗力低下或极易感染的患者，如早产儿及严重烧伤、白血病、器官移植及免疫缺陷等患者。隔离措施如下。

（1）患者应住单间病室隔离：室内空气保持正压通风，定期换气；地面、家具均应严格消毒。

（2）医务人员治疗和护理的要求：应洗手，戴灭菌后的口罩、帽子，穿隔离衣、手套、拖鞋等。隔离衣的外面为清洁面，内面为污染面。

（3）原则上禁止探视：若必须探视，探视者也应采取相应的隔离措施。患呼吸道疾病或咽部带菌者，应避免接触患者。

三、隔离技术基本操作方法

（一）口罩的使用

戴口罩能阻止对人体有害的物质吸入呼吸道，防止飞沫污染无菌物品或清洁物品。戴口罩可预防经空气、飞沫传播的疾病，还能避免患者的血液、体液等溅入医务人员的口及鼻腔，同时防止医务人员将病原体传染给患者。

常用口罩可分为纱布口罩、外科口罩和医用防护口罩等。根据不同的操作要求选用不同种类的口罩：一般诊疗活动可戴纱布口罩或一次性使用外科口罩；手术或进行体腔穿刺时、护理免疫功能低下患者时戴外科口罩；接触经空气、飞沫传播的呼吸道感染患者时，应戴医用防护口罩。

1. 目的

为保护患者和工作人员，防止感染和交叉感染。

2. 计划

（1）护士准备：着装整洁，洗手、戴帽子。

（2）用物准备：口罩（根据需要准备不同类型的口罩）。

（3）环境准备：操作环境清洁、宽敞。

3. 实施

表 3-1 口罩的使用操作步骤

操作步骤	要点与说明
▲戴纱布口罩	
1. 洗手	• 保持口罩的清洁
2. 取口罩：取出清洁口罩	
3. 戴口罩：将口罩罩在口鼻部及下巴，口罩上方 2 根带子在头顶打活结，下方 2 根带子系在颈后	
▲戴外科口罩	
1. 洗手	• 保持口罩的清洁
2. 取口罩：取出清洁口罩	
3. 戴口罩：将口罩罩在口鼻部及下巴，口罩上方 2 根带子在头顶打活结，下方 2 根带子系在颈后	
4. 压鼻夹：将双手指尖放在鼻尖上，从中间位置开始，用手指向内按压，根据鼻梁形状塑造鼻夹	• 不应用一只手按压鼻夹
5. 调整：根据面部形状调整系带的松紧度	• 确保不漏气
▲戴医用防护口罩	
1. 洗手	
2. 取口罩：取出清洁口罩，一手托住口罩，有鼻夹的一面向外	
3. 戴口罩：将防护口罩罩住口鼻部及下巴，鼻夹部位向上紧贴面部，用另一只手将下方系带拉过头顶，放在颈后双耳下，再将上方系带拉过头顶	
4. 压鼻夹：将双手指尖放在金属鼻夹上，从中间开始，用手指向内按鼻夹，并分别向两侧移动和按压，根据鼻梁的形状塑造鼻夹	• 不应用一只手按压鼻夹
5. 调整：将双手完全盖住口罩，快速呼气，检查密合性，若漏气调整鼻夹位置	• 确保不漏气
▲脱口罩	
洗手后，先解开下面的系带，再解开上面的系带，捏住系带将口罩取下，丢入医疗垃圾袋内	• 不接触口罩的污染面

4. 评价

戴口罩方法正确有效。

（二）避污纸的使用

避污纸是清洁纸片，在做简单隔离操作时，使用避污纸拿取物品可保持双手或用物不被污染，以省略消毒程序。如收取污染的药杯、拿患者用过的物品、开自来水龙头、开关门窗或电源、拾取掉在污染区地面上的物品等。

使用避污纸时，要从上面抓取，不可掀页撕取和接触下面的纸片，以避免污染避污纸，使用后放进污物桶内，集中焚烧处理。

（三）穿、脱隔离衣

1. 目的

为保护医务人员和患者，避免交叉感染。

2. 评估

评估患者：评估患者病情、目前采取的隔离种类，根据隔离种类判断是否需穿隔离衣，以及选择隔离衣的型号。

下列情况应穿隔离衣：①接触经接触传播的感染性疾病患者如传染病患者、多重耐药菌感染患者等时；②可能受到患者血液、体液、分泌物、排泄物等喷溅时；③对患者实行保护性隔离时，如大面积烧伤患者、骨髓移植患者的诊疗护理时。

3. 计划

（1）护士准备：戴好口罩、帽子，修剪指甲，取下手表，卷袖过肘。

（2）用物准备：隔离衣、挂衣架及夹子、消毒手设备。

（3）环境准备：清洁、宽敞。

4. 实施

表 3-2 穿脱隔离衣的操作步骤

操作步骤	要点与说明
▲穿隔离衣	
1.检查：检查隔离衣的大小是否合适，是否干燥、完好	• 隔离衣长短合适，能遮住全部衣服和外露的皮肤，有破洞或潮湿不可使用
2.取衣：手持衣领取下，将清洁面面向自己，衣领两端向外对齐，露出肩袖内口	• 衣领及隔离衣内面为清洁面
3.穿衣袖：一手持衣领，另一手伸入一侧衣袖内，举起手臂将衣袖上抖，持衣领的手协助向上拉衣领，穿好衣袖；换手持衣领，依上法穿好另一袖	衣袖不可触及面部、帽子
4.系衣领：两手持衣领，由领子中央顺着边缘向后理顺领边，扣（系）好衣领	
5.扎袖口	• 此时手已污染
6.系腰带解开腰带活结，将隔离衣一边（约在腰下 5cm 处）逐渐向前拉，见到边缘捏住，同法将另一侧边缘捏住，两手在背后对齐两侧衣边，向一侧折叠并以手按住，另一手将腰带拉至背后折叠处按住，腰带在背后交叉回到前面打一活结系好	• 手不可触及隔离衣内部 • 后侧边缘对齐 • 穿好隔离衣后不得进入清洁区
▲脱隔离衣	
1.解腰带：松开腰带，在前面打一活结	• 不可将衣袖外侧塞入袖内
2.解袖口：解开袖带或扣子，翻卷袖口，将衣袖向上拉至肘部，将部分衣袖塞入工作衣袖内，露出双手	
3.消毒双手：消毒双手并擦干	• 消毒手时隔离衣不得沾湿
4.解衣领：解开领扣或领带	• 手不可触及隔离衣外面，不要污染手臂
5.脱衣袖：一手伸入另一侧衣袖内，拉下衣袖过手，用衣袖遮住的手握住另一衣袖的外面将衣袖拉下，两手在袖内对齐袖子，双手转换逐渐从袖管中退出至衣肩	• 如使用一次后更换，双手持带将隔离衣下拉，将隔离衣污染面朝里，衣领及衣边卷至中央，放入污衣袋中
6.挂衣钩：两手持领，将隔离两边对齐，挂在衣钩上；不再穿的隔离衣，脱下后清洁面向外，卷好放入医疗污物袋中	

（四）穿、脱防护服

1. 目的

保护医务人员和患者，避免感染和交叉感染。

2. 评估

评估患者：评估患者病情、目前采取的隔离种类，根据隔离种类判断是否需穿防护服。

下列情况应穿防护服：①医护人员接触甲类传染病或按甲类传染病管理的患者。

②接触经空气传播或飞沫传播的患者，可能受到患者血液、体液、分泌物、排泄物等喷溅时。

3. 计划

（1）护士准备：戴好口罩、帽子，修剪指甲，取下手表，卷袖过肘。

（2）用物准备：隔离衣、挂衣架及夹子、消毒手设备。

（3）环境准备：清洁、宽敞。

4. 实施

表 3-3 穿脱防护服的操作步骤

操作步骤	要点与说明
▲穿防护服	
1. 准备：取下并检查防护服	• 检查防护服是否完好、大小型号是否合适
2. 穿衣：先穿下衣，再穿上衣，然后戴好帽子，最后拉上拉链	• 连体和分体式穿衣顺序一样
▲脱连体防护衣	
1. 拉开拉链	
2. 脱帽子：向上提拉帽子，使帽子脱离头部	
3. 脱衣服：先脱袖子，再从上向下边脱边卷，将污染面向里，全部脱下后放入医疗垃圾袋内	• 衣袖不可触及面部
▲脱分体防护衣	
1. 拉开拉链	
2. 脱帽子：向上提拉帽子，使帽子脱离头部	
3. 脱上衣：先脱袖子，再脱下上衣，将污染面向里放入医疗垃圾袋内	
4. 脱下衣：由上向下边脱边卷，污染面向里，脱下后放入医疗垃圾袋内	

（五）防水围裙的使用

防水围裙主要用于可能受到患者的血液、体液、分泌物及其他污染物质喷溅或进行复用医疗器械的清洗时。

防水围裙分为重复使用的围裙和一次性使用的围裙两种。重复使用的围裙每班使用后应及时清洗和消毒，有破损或渗透时及时更换；一次性使用的围裙应一次性使用，受到污染时应及时更换。

（六）护目镜、防护面罩的使用

医护人员为患者进行诊疗和护理过程中，佩戴护目镜或防护面罩可有效防止患者的血液、体液等溅入医护人员的眼睛、面部皮肤及黏膜。

护目镜或防护面罩应用指征：①在进行诊疗、护理过程中，可能发生患者血液、体液等喷溅时；②近距离接触经飞沫传播的传染病患者时；③为呼吸道传染病患者进行气管切开、气管插管等近距离操作，可能发生患者血液、体液等喷溅时，应使用全面型防护面罩。

在戴护目镜、防护面罩前应检查有无破损，佩戴装置是否松脱。护目镜或防护面罩用后应清洁与消毒。

第二节 医疗锐器伤

锐器伤是导致护理人员发生血源性传播疾病最主要的职业因素，目前已证实有二十多种病原体可通过锐器伤接触传播，其中最常见、威胁最大的是乙型肝炎病毒、丙型肝炎病毒和人类免疫缺陷病毒。护理人员因接触注射器、输液器等医疗锐器机会多而成为医院锐器伤发生率最高的职业群体。护理人员发生锐器伤的潜在危险因素有：对锐器伤的防范意识薄弱、缺乏标准预防的知识、不良的个人操作习惯和不良的工作环境等。因此，应严格执行消毒隔离制度和操作规程，充分利用各种屏障防护用具和设备，减少各种危险行为，加强防范措施的管理，可降低锐器伤的发生率。

一旦发生锐器伤，应立即采取一"挤"、二"冲"、三"消毒"等措施防止病原体经伤口传播。

一、职业性锐器伤的分类

（一）按器具分类

安瓿占 59.2%，注射器针头占 13.2%，玻璃注射器占 11.5%，头皮针占 6.5%，刀片占 5.5%，剪刀占 2.6%，套管针占 1.5%。

（二）按受伤的部位分类

左手示指占 39.2%，右手示指占 35.3%，左手掌心占 5.9%，右手掌心占 4.6%，左手拇指占 4.3%，右手拇指占 4.1%，其他部位占 6.6%。

（三）按受伤的程度分类

未出血占 3.3%，皮肤刺伤出血占 69.1%，深层刺伤大量出血占 20.7%，肌腱损伤占 6.9%。

二、护理人员职业性锐器伤的防护措施

虽然护理人员在工作中被锐器伤害是不可避免的，而美国疾病控制中心的评估表明，有62%~8%的锐器伤害是可以事先预防的。因此，严格执行消毒隔离制度和操作规程，充分利用各种屏障防护用具和设备，减少各种危险行为，加强防范措施的管理，是能够降低锐器伤发生率的。

（一）加强护理人员职业安全教育，提高自我防护意识

加强教育，对护士进行安全工作技术、方法的专门培训至关重要。教育内容包括：预防注射锐器伤指南，锐器伤的危害、原因及防护对策；锐器伤的处理；锐器伤后的报告制度；熟悉医疗锐器的安全使用，正确处理使用过的注射器等，提高护士对锐器伤害的认识，树立标准预防的理念，纠正护士受伤后的侥幸心理，使其重视和配合锐器伤处理，提高护士预防锐器伤的自觉性。同时结合医院及科室的特点，进行锐器伤危险因素的评估，增强护士的防护意识。

（二）规范操作行为，执行安全操作标准

规范操作行为是降低锐器伤发生率，确保护士职业安全的重要环节。

（1）树立标准预防的观念。接触患者的血液、体液时，应视所有血液、体液具有传染性，充分利用各种屏蔽防护设备护理人员在实际操作中应自觉采取防护措施，如戴手套、口罩、帽子，穿隔离衣等。

（2）护士在进行注射、抽血、输液等操作时，行动要特别小心，以免刺伤别人或自己。操作后应安全处理针头，改掉徒手分离针头或将扔下的针头重新插到输液管等不良操作行为；不给针头套帽，一定要套回时，请应用单手套法，禁止双手回套针帽。

（3）应采用持物钳持物，不可用手直接接触使用过的针头、刀片。任何时候都不用弯曲、损伤的针器，绝对不要用手处理破碎的玻璃。

（4）针头或锐器在使用后立即扔进耐刺的锐器收集箱中，收集箱要有牢固的盖子和箱体锁定装置，有明显的生物危险品警告标志。

（5）给不配合的患者注射或输液时应该有他人帮助。

（6）打开玻璃安瓿时，用棉球垫于安瓿与手指之间，用力均匀适当。

（7）患者使用过的锐器，在传递中应用金属容器盛放传递，不可用手直接传递。

（8）护理操作过程中，要保证充足的光线，并特别注意防止被针头、缝合针、刀片等锐器刺伤或划伤。

（三）加强职业防护管理，完善相关制度

医院感染管理科人员要重视锐器伤对护理人员损害的严重性，建立完善的监测系统、锐器伤的报告及反馈制度。目前一些国家已建立了卫生人员锐器伤的监测网络，通过专门软件，对所监测到的数据进行分析，了解高危人群、高危操作及高危产品等信息，不但可以为政府部门制定控制和预防措施提供流行病学资料，而且将这些信息及时反馈给护理人员，可提高他们的安全意识，减少锐器伤的发生。

（四）改进医疗设备，完善防护设施

安全工具的使用能有效地降低锐器伤的发生。因使用的安瓿易碎、断端锐利及铝盖边缘毛糙，导致掰安瓿与铝盖割伤的发生率最高。应改进制造工艺，选择有利操作安全的产品，如采用移液器、配备专用毁形器、真空采血管及无针连接系统等，采用先进的预防针刺伤的护理用具，使用带有保护设计的针头，如自动套帽的静脉导管、安全型注射器（自动回缩针头）等，以预防锐器伤的发生。

（五）严格管理医疗废弃物

提供随手可得的符合国际标准的锐器物收集器，严格执行医疗垃圾分类标准。锐器不应与其他废物混放，在操作处置场所设置特定的锐器收集箱，锐器用后应稳妥安全地置入锐器盒内，锐器盒应有大小不同的型号。大的放在锐器废物较多的地方（如手术室、注射室、治疗室）。锐器盒进口处要便于投入锐器，与针头相连接的注射器可能会一起丢弃，所以容器应可一起处理针头和注射器。锐器盒应具有如下特点。

（1）防漏防刺，质地坚固耐用。

（2）便于运输，不易倒出或泄漏。

（3）有手柄，手柄不能影响使用。

（4）有进物孔缝，进物容易，且不会外移。

（5）有盖。

（6）在装入 3/4 容量处应有"注意，请不要超过此线"的水平标志。

（7）当采用焚烧处理时应可焚化。

（8）标以适当的颜色。

（9）用文字清晰标明专用字样，如"锐器收集盒"。

（10）底标以国际标志符号，如"生物危险品"。分散的污物袋要定期收集集中。废物袋应每日运出病房或科室，无标志的废物袋不应搬出，而且应保证安全，防止泄漏。封好的锐物容器或圆形废物桶搬出病房或科室之前应有明确的标志，便于监督执行。清运工人应戴较厚的专用长手套搬运垃圾，防止被锐器所伤。

（六）科学合理地安排护理工作及人力资源

护理管理者应从护士安全的角度出发，科学地合理编配各病区的护理人员。护士长要采取科学的弹性排班、轮班的方法，为护士提供宽松的工作环境和丰富多彩的文化生活，提供减轻压力和放松精神的技巧培训。同时应关注护理人员的劳动防护问题，为临床护理人员提供计划免疫，对乙肝表面抗原阴性者，接种乙肝疫苗可有效预防 HBV 的感染。

（七）加强护理人员健康管理

护理人员在工作中发生锐器损伤后，应立即做好局部的处理，再根据情况进行防治。建立护士健康档案，定期为护理人员进行体检，并接种相应的疫苗，如定期注射乙肝疫苗。建立损伤后登记上报制度；建立医疗锐器伤处理流程；建立受伤工作人员监控体系，追踪伤者健康状况，降低感染发生率。因为护士在发生皮肤锐器伤时有可能产生焦虑、紧张，甚至悲观、恐惧心理，特别是被乙肝、丙肝、艾滋病患者血液、体液污染针头刺伤时其表现的心理问题更为明显，所以相关管理层领导应积极关心伤者，及时有效地采取预防补救措施。同时做好伤者的心理疏导，以增强护士战胜恐惧、战胜疾病的信心。

三、护理人员职业性锐器伤的紧急处理

（一）锐器伤后伤口的紧急处理

护理人员一旦发生锐器伤，应保持镇静，及时采取以下措施防止病原体经伤口传播。

1. 挤

立即从近心端向远心端挤压受伤部位，尽可能挤出损伤处的血液，相对减少污染的程度。

2. 冲

立即用流动水和消毒肥皂液反复冲洗皮肤，用生理盐水冲洗黏膜。

3. 消毒

用碘酒等皮肤消毒液涂擦伤口，并用密闭无菌敷料包裹伤口。

4. 报告

立即向医院感染管理委员会报告并明确病原体，以确定是否需要接受艾滋病、乙型肝炎、丙型肝炎等血源性疾病的检查和随访，确保在第 6 周、第 3 个月、第 6 个月、第 12 个月（根据其危险性大小）接受跟踪检测，并填写意外损伤报告，详细记

录在案，其内容至少包括该锐器的名称、型号、事故发生的地点和原因。

5. 检测

尽早检测抗体，并依据免疫状态和抗体水平采取相应的处理措施，充分利用安全有效的生物制品，以避免或减轻可能造成的后果。对暴露源不明者按阳性病例处理。

（二）锐器伤后预防性治疗方案

若病原体不明确或病原体已确诊为艾滋病、乙型肝炎、丙型肝炎，均应依据卫生部制定的条例采取预防措施。

（1）对于乙型肝炎易感者受到乙型肝炎污染的锐器伤后，应在 24 小时内注射乙肝免疫球蛋白，同时进行血液乙型肝炎表面抗原的检测，阴性者皮下注射乙肝疫苗 $10\mu g$、$5\mu g$、$5\mu g$（0 个月、1 个月、6 个月）。

（2）病原体是艾滋病，被刺伤者应在 2 小时内使用齐多夫定（叠氮胸苷），定期追踪。

（3）丙型肝炎病毒暴露后的预防性治疗：$\alpha 2$ 干扰素 3MIU/ 次，皮下注射，连续 3 天，定期追踪。

第三节 艾滋病的职业防护

获得性免疫缺陷综合征俗称艾滋病，是人类免疫缺陷病毒感染人体后引起的一种传染病。临床上有明显的后天获得性免疫缺陷表现，以发生各种机会性感染及恶性肿瘤为特征，预后险恶，病死率极高，曾有"超级癌症"之称。人类免疫缺陷病毒感染是指人类免疫缺陷病毒进入人体后的带毒状态，个体即称为人类免疫缺陷病毒感染者。人类免疫缺陷病毒感染者出现较严重的临床症状，称艾滋病患者。

艾滋病具有传播速度快、波及地区广及死亡率高等特点。自 1981 年美国首次报道艾滋病以来，艾滋病已在全球广泛流行，目前全球共有 4000 万人类免疫缺陷病毒感染者，每天有 16000 人感染人类免疫缺陷病毒。我国于 1985 年发现首例艾滋病患者，目前，艾滋病的流行已进入快速增长期，全国人类免疫缺陷病毒感染者估计已达 84 万人，各省、自治区、直辖市都已发现人类免疫缺陷病毒感染者。性接触传播为本病的主要传播途径，还可经血液途径、母婴传播。近年来医务人员在工作中，不慎被染有人类免疫缺陷病毒的注射针头、刀具等刺伤皮肤或通过眼、鼻、口腔黏膜直接接触患者血液而感染艾滋病的案例也时有报道。

一、艾滋病职业暴露

艾滋病职业暴露是指工作人员在从事艾滋病防治工作，以及相关工作的过程中被艾滋病病毒感染者或艾滋病患者的血液、体液污染了破损的皮肤、黏膜，或被污染有艾滋病病毒的针头，或其他锐器刺破皮肤而具有被艾滋病病毒感染的可能性的情况。

（一）人类免疫缺陷病毒职业暴露的感染源

人类免疫缺陷病毒职业暴露的感染源主要来自艾滋病患者或人类免疫缺陷病毒感染者的血液或体液；患者或感染者的精液、阴道分泌物、母乳、羊水、心包液、腹腔积液、胸腔积液、关节滑膜液、脑脊液等深层体液；含人类免疫缺陷病毒的实验室标本、生物制品、器官等。接触患者或感染者的粪便、尿液、涎液、鼻涕、痰液、眼泪、汗液、呕吐物等体液不会感染，除非这些体液含有血液。

因为艾滋病的潜伏期很长，人类免疫缺陷病毒感染者从外表无法辨别，却具有传染性。此外，艾滋病没有特异的临床表现，患者常到各科（内科、皮肤科、神经科、口腔科等）就医，就诊时不易及时作出正确诊断，所以医务人员在临床工作中面对更多的是潜在的感染源。

（二）人类免疫缺陷病毒职业暴露的原因

长期以来，医务人员对职业暴露的危险性认识不足，不少人存在侥幸心理，认为艾滋病主要涉及传染科和疾病控制部门，自己不可能接触到艾滋病患者或人类免疫缺陷病毒感染者，而且缺乏对艾滋病相关知识的了解，未接受职业安全教育，缺乏自我防护知识和技能，因怕麻烦而长期养成一些不规范的操作习惯，或因管理者担心成本增加而不注意医务人员必需的防护等。与护士职业暴露有关的常见操作如下。

1. 与针刺伤有关的操作

导致医务人员职业暴露的罪魁祸首是污染的针刺伤及其他锐器伤，如针头、缝针、刀片等，约占 86%。护士是医院中针刺伤发生率最高的职业群体，急诊科、手术室、产房及透析室是针刺伤的高发科室。针刺伤最容易发生的环节是在针头使用后到针头丢弃这一段过程。

（1）护士将使用过的锐器进行分离、浸泡和清洗，如将一次性医疗用品（注射器、输液器、输血器等）进行初步分类和处理，抽血后取下针头将血液注入试管内等操作。

（2）将使用过的注射器或输液器针帽套回针头的过程也容易导致针头刺伤操作者，其危险性不小于拿着一个暴露的针头，由此动作所发生的针刺伤占针刺伤总数的 10%~25%，甚至高达 50%。

（3）在工作中已使用过的输液器上的头皮针及无针帽的注射器面向别人或自己造成误伤。

（4）操作后污染物的处理，也是护士被针刺的重要环节，如医师清创后，手术器械由未参加清创的护士来清理，而护士对于手术刀、手术探针等锐器的位置不了解，容易造成刺伤。

（5）临床上很多医院用塑料袋等不耐刺的容器装用过的一次性针头、手术刀片等，护士处理医疗垃圾时极易被刺伤。

2. 接触血液、体液的操作

（1）处理工作台面及地面、墙壁的血液、体液时未先进行消毒，而是直接按常规处理，或将血液、体液从一容器倒入另一容器等有可能污染双手的操作时没有戴手套。

（2）在急诊科可能随时要救治大批外伤患者，而护士的手可能存在自己知道或不知道的破损。在急救过程中，护士的手或衣服可能接触患者的血液或体液时，却没有及时使用有效的防护用品，或者可能发生意外，患者的血液、分泌物溅入护士的眼、鼻腔、口腔内。

（3）为患者实施心肺复苏时，应先清理患者口腔内的分泌物及血液，尽量使用人工呼吸器代替口对口人工呼吸，或用设有过滤器的面罩辅助呼吸。

（三）职业暴露后的危险性

引起感染的相关因素包括病原体的种类、接触的方式、接触的血量、接触患者血中的病原体的量。

1. 感染艾滋病病毒的概率

在医务人员群体中，遭遇职业暴露概率最大的是护理人员（事故率为63%）；其次是临床医师（事故率为14%），包括外科医生、实习生、牙科医师；再次是医疗技师、实验员（事故率为10%）。职业暴露后存在着感染艾滋病病毒的危险性，研究资料表明，针刺的平均血量为 $1.4\mu L$，一次针头刺伤感染艾滋病病毒的概率为0.33%，若暴露于较多血液量和（或）高病毒载量的血液其传播危险率将会更高，可能 > 5%；黏膜表面暴露后感染艾滋病病毒的概率为0.09%；无破损的皮肤表面暴露者感染艾滋病病毒的概率为0。由于职业原因，医务人员持续的暴露累计起来感染人类免疫缺陷病毒的危险较大。一位外科医师累计感染人类免疫缺陷病毒的危险可高达1%~4%，护士是医师的2倍。

2. 增加感染危险性的暴露因素

可能增加职业暴露后的危险性情况有以下8项。

（1）接触污染血液的量多。

（2）受损的伤口较深。

（3）空心针头刺伤比实心针头的危险性大。

（4）造成伤口的器械上有可以见到的血液。

（5）器械曾置于患者的动、静脉血管内。

（6）体液离开机体的时间越短，危险性越大。

（7）无保护接触患者血液时间较长。

（8）晚期患者或患者病毒载量较高。

二、艾滋病职业暴露后的处理

（一）职业暴露后应遵循的处理原则

及时处理原则，及时报告原则，保密原则，知情同意原则。

（二）职业暴露发生后的处理程序

1. 局部紧急处理

根据事故情况采取相应的处理方法。

（1）如发生皮肤针刺伤、切割伤、咬伤等出血性伤口，应立即脱去手套，对伤口轻轻挤压，由近心端向远心端不断挤出损伤处的血液，再用清水或肥皂水冲洗。

（2）受伤部位可用 75% 的乙醇、20~50g/L 过氧乙酸或者 4.75~5.25g/L 的碘伏等消毒液涂抹或浸泡，并包扎伤口。同时尽快寻求专业人士的帮助。

（3）血液、体液等溅洒于皮肤表面，应立即用肥皂水和流动水清洗，如血液、体液溅入眼、口腔黏膜等处可用生理盐水反复冲洗。

（4）衣物污染：脱掉隔离衣，更换干净衣物。

（5）涉及污染物的重大损伤及泼溅：污染处疏散人员，防止污染扩散；通知实验室主管领导、安全负责人，确定消毒程序；进行生物安全柜和（或）实验室的熏蒸消毒；穿防护服，被溅的地方用消毒剂浸泡的物品覆盖，消毒剂起作用 10~15 分钟后，再进行清理。

2. 建立安全事故报告与登记制度

美国职业安全卫生署早在 1991 年就已经规定，医院必须上报医务人员血液暴露及针刺伤发生的情况，并通过专门的软件对所监测到的数据进行分析，了解高危人群、高危操作及高危产品等信息，并将这些信息及时地反馈给医务人员，从而达到对职业暴露、职业安全的控制与管理。在我国现阶段，对因职业暴露感染经血液传播疾病尚未引起足够的重视，职业暴露后报告体系尚不完善。随着对职业暴露认识的不断提高，报告体系将日趋完善。事故发生后事故单位或事故当事人要立即向当地疾病控制中心详细报告事故原因和处理过程。重大事故在紧急处理的同时要立即向主管领导及有关专家报告，主管领导及有关专家要立即到现场根据情况进行评估，确定是否采用暴露后药物预防。如果需要用药，向地区性抗人类免疫缺陷病毒安全药品储备库报告，力争在暴露后最短时间（24小时内）内开始预防性治疗。小型事故可在紧急处理后立即将事故情况和处理方法一并报告主管领导和专家，以及时发现处理中的疏漏之处，使处理尽量完善妥当。

对安全事故的发生应建立意外事故登记簿，详细记录事故发生过程并保存。登记的内容包括安全事故发生的时间、地点及经过，暴露方式，损伤的具体部位、程度，接触物种类（血液、血性体液、精液、阴道分泌物、脑脊液、脑膜液、腹腔积液、胸腔积液、心包液、滑膜液、羊水和组织或病毒培养物等）和含人类免疫缺陷病毒的情况，原患者状况（如病毒载量、药物使用史），记录处理方法及处理经过（包括赴现场专家或领导活动），是否采用药物预防疗法，若采用则详细记录治疗用药情况，首次用药时间（暴露后几小时和几天），药物不良反应情况（包括肝、肾功能化验结果），用药的依从性状况，定期检测的日期、项目和结果。

3. 进行暴露的风险评估

暴露发生后应尽快由专业人员进行危险性评估，根据暴露级别和暴露源的病毒载量水平或危险程度，确定采用暴露后预防的建议方案。

（1）暴露程度的级别：①1级暴露：黏膜或可能损伤的皮肤暴露于血液或含血体液，接触的时间短、量少；②2级暴露：黏膜或可能损伤的皮肤暴露于血液或含血体液，接触的时间长、量大或是健康完整的皮肤被实心针头或尖锐物品刺伤或表皮擦伤；③3级暴露：被中空针具刺伤、割伤，伤口较深，器械上可见到血液等。

（2）暴露源级别：①人类免疫缺陷病毒暴露源级别1（轻度）：暴露源人类免疫缺陷病毒效价低，患者无症状，CD4计数高；②人类免疫缺陷病毒暴露源级别2（重度）：暴露源人类免疫缺陷病毒效价高，患者有症状，艾滋病患者、艾滋病急性感染期，CD4计数低；③人类免疫缺陷病毒暴露源级别不明：暴露源来源不明，患者情况不明。

4. 暴露后的预防

暴露后预防是指暴露于艾滋病病毒后，在对暴露程度和暴露源状态进行正确评估，决定是否进行抗反转录病毒预防性用药和选择合适的用药方案。

（1）暴露后预防用药的最佳时间：应该是开始用药时间愈早愈好，最好在暴露后24小时内服药预防。动物研究实验证明，24小时内服用齐多夫定进行预防可100%

保护，48 小时内用药 50% 保护，72 小时内用药 25% 保护。回顾性病例对照研究证明 PEP 用药是具有保护作用的，可减少约 81% 的人类免疫缺陷病毒传播的危险性。对于危险性高的接触，如深层的创伤、患者刚受感染或已进入末期艾滋病等，即使时间延迟了（如 1~2 周）仍应服用齐多夫定。因为即使不能防止感染，早期治疗对人类免疫缺陷病毒急性感染也有益。

（2）暴露后预防用药的选择：有三类制剂，包括核苷类反转录酶抑制剂、非核苷类反转录酶抑制剂和蛋白酶抑制剂，可用于暴露后预防。目前，所有预防性治疗的处方均应考虑使用齐多夫定，因为齐多夫定是临床数据唯一能证明其效力的药物，它能使暴露后的血清阳转率下降 79%。暴露后预防用药有 2 个方案。

①基本两联方案：一般是 2 种核苷类反转录酶抑制剂的联合用药。为了增加抗反转录病毒的效力和对许多耐齐多夫定的毒株的效力，拉米夫定通常应同齐多夫定一起使用。

②强化三联方案：当暴露源的人类免疫缺陷病毒已知或疑有对一种或多种抗病毒药物耐药，或为高危的暴露时（如血量较多的暴露或暴露源为人类免疫缺陷病毒效价高的晚期患者），则推荐在基本两联用药方案的基础上加用蛋白酶抑制剂，如茚地那韦。

（3）暴露后预防用药的疗程：服药持续多长时间效力最佳，目前还不清楚。动物及职业暴露预防试验提示服药 4 周才有一定保护作用。因此，如无严重的不良反应，且能承受，预防性治疗应持续 4 周。如出现严重的毒性或耐药时可停药，但轻微的不良反应应坚持用药。

（4）暴露后预防用药的药物不良反应检测：在暴露后预防用药开始后应当检测服药后产生的不良反应，使用开始和服药 2 周后要进行全血检测、肾功能和肝功能检测。如果一旦发生主观或客观的不良反应，应在专家指导下考虑减量或用其他药物替代。

（5）预防用药的注意事项：在进行风险评估后，由事故当事人在知情同意的情况下对专家提出的建议作出选择。育龄妇女使用齐多夫定作为预防用药期间应避免或终止妊娠。动物实验表明，齐多夫定可使妊娠的小鼠增加患癌症的危险。鉴于医务人员暴露后的感染率很低而预防用药方案的不良反应较大，所以应严格掌握用药的指征。

（6）其他：如果暴露源的人类免疫缺陷病毒感染状态或暴露级别不明，暴露后的预防应结合临床病历、流行病学资料、暴露的类型来分析暴露源为人类免疫缺陷病毒抗体阳性的可能性。如果有人类免疫缺陷病毒传播的可能性，就应开始实施基本用药方案，等暴露源的人类免疫缺陷病毒检测结果明确后再采取措施。人类免疫缺陷病毒阴性，应终止预防服药；若人类免疫缺陷病毒阳性，应重新评估，根据评估结果调整或修改预防用药方案。

5. 暴露后随访：人类免疫缺陷病毒职业暴露发生后，应立即抽取被暴露者的血样做人类免疫缺陷病毒抗体本底检测，以排除是否有既往人类免疫缺陷病毒感染。如本底检测结果阴性，不论经过危险性评估后是否选择暴露后预防服药，均应在事故发生后随访咨询、检测和评估。据研究，95% 的人类免疫缺陷病毒感染者将于暴露后 6 个月内出现血清抗体阳转，约 5% 感染者于暴露后 6~12 个月出现人类免疫缺陷病毒抗体阳转，其中大多数感染者在暴露后 2 个月内出现抗体阳转，平均时间为 65 天。已采取暴露后紧急阻断服药的人类免疫缺陷病毒感染者不会延长其抗体阳转的时间。因此，应在事故发生后第 6 周、3 个月、6 个月和 12 个月时分别抽取血样检测人类免疫缺陷病毒抗体，以明确是否发生感染。

除监测人类免疫缺陷病毒外，还应对暴露者的身体情况进行观察和记录。要观察暴露者是否有人类免疫缺陷病毒感染的急性期临床症状，一般在 6 周内出现，如发热、皮疹、肌痛、乏力、淋巴结增大等，可以更正确地估计感染的可能性，及时调整处理措施或用药方案；还可了解暴露后是否存在除人类免疫缺陷病毒感染以外的其他危险，如外伤、感染引起的败血症等，给予相应的治疗。对于人类免疫缺陷病毒暴露后预防用药的人员，可以了解药物的不良反应发生情况、身体耐受药物情况、药物治疗的依从性等。

6. 被暴露者在生活中的注意事项

从暴露发生起 1 年的时间内，应将被暴露者视为可能的人类免疫缺陷病毒传染源加以预防。具体措施主要包括：被暴露者应在每次性交时使用安全套，育龄妇女暂缓妊娠，孕妇要根据危险性评估的结果权衡利弊，决定是否终止妊娠，哺乳期女性应中断母乳喂养改用人工喂养，在生活中避免与他人有血液或感染性体液的接触或交换等。

三、艾滋病职业暴露的防护

随着人类免疫缺陷病毒感染者和艾滋病患者越来越多，将有更多的临床护士面临护理艾滋病患者的工作。艾滋病患者需要护理，护士作为专业人员，应以同情、客观、迅速、有效的护理来帮助他们。但是，在治疗护理过程中，很有可能发生医务人员被艾滋病患者传染的事件。虽然暴露后有些药物可以预防人类免疫缺陷病毒感染，但并不是百分之百有效。目前，国外已经至少有 21 例预防失败的报道。一旦感染发生后，后果将会十分严重。因此，应该重视临床医务人员关于该病的职业暴露的问题，制订相关的防护措施，防止医务人员因职业暴露而感染人类免疫缺陷病毒。

护士因职业暴露被艾滋病感染的最主要的途径是被污染的针头或锐器刺破皮肤造

成的，也有因破损的皮肤或非消化道黏膜，如眼结膜、鼻黏膜接触患者的血液或体液造成的。所以，在临床护理工作中护士应当严格遵守操作规程，遵循控制医院内感染的规则，防止意外伤害。

（一）普及性防护措施

世界卫生组织推荐的普遍性防护原则中认为，在为患者提供医疗服务时，无论是患者还是医务人员的血液和深层体液，也不论其是阳性还是阴性，都应当作为具有潜在的传染性加以防护。在所有的患者都有可能是艾滋病患者的指导思想下，1985 年美国疾病控制中心提出了"普遍预防"的概念，1996 年又提出标准预防，即假定所有人的血液等体内物质都有潜在的传染性，接触时均应采取防护措施，防止职业感染经血液传播疾病的策略。通过采取综合性防护措施，不但可以减少受感染的机会，还可以避免一些不必要的歧视和误会。这些措施包括以下几方面。

1. 洗手

手对污染物接触机会最多，暴露时间长，但如无皮肤损伤一般不构成危险。洗手是预防人类免疫缺陷病毒传播最经济、方便、有效的方法。护士在接触患者前后，特别是接触排泄物、伤口分泌物和污染物品前后，无论是否戴手套都要洗手。护理人员手上沾着的体液，可以很容易地用肥皂和水清除干净。因此，洗手是任何护理人员接触患者前要做的第一件事，也是他们离开患者或隔离病区要做的最后一件事。

2. 避免直接接触血液或体液

护理人员应常规地实施屏障，防止皮肤、黏膜与患者的血液和体液接触。常用的防护措施包括戴手套、口罩或护目罩，穿隔离衣。手套等防护物品要备在固定而又随手可得的地方，便于取用。

（1）戴手套：当护理人员接触患者的血液、体液或患者的皮肤、黏膜与创伤，或者进入患者体腔及有关血管的侵入性操作，或接触和处理被患者的体液污染的物件和锐器，特别是护理人员手上有创口时，均应戴手套操作。

研究证实，经常戴手套的护理人员其皮肤黏膜被医疗器械损伤和直接接触患者血液的机会均明显小于不戴手套者，且并不会因为戴手套操作不便而导致皮肤的损伤。在接触每位患者和护理另一位患者前要更换手套。手套不能重复使用，使用一次后要丢弃处理。手套发生撕裂、被针刺破或其他原因导致破损时要立即更换手套。操作完毕，应尽快脱去受血液或深层体液污染的手套，脱去手套后，即使手套表面上并无破损，也应马上彻底清洗双手。

（2）戴口罩或护目镜：处理血液、分泌物、体液等有可能溅出的操作时，特别是在行气管内插管、支气管镜及内镜等检查时，应戴口罩和护目镜，可以减少患者的体液、血液等传染性物质溅到医务人员的眼、口腔及鼻腔黏膜上。一般使用过氯乙烯纤维制成的高效过滤口罩。口罩只能使用一次，潮湿后要及时更换。口罩要盖住口鼻部，不能挂在颈上反复使用。防护眼罩每次用后均应进行消毒处理。一般常规性护理人类免疫缺陷病毒感染者不需要戴口罩或护目镜，如有其他传染病存在或有指征时需要戴上口罩。

（3）穿隔离衣：在预测衣服有可能被血液、体液、分泌物、排泄物污染或执行特殊手术时应穿上隔离衣。

3. 安全处置锐利器具

虽然医务人员被锐器（针刺）伤害是不可避免的，但美国疾病控制和预防中心的评定表明，62%~88% 的锐器伤害是可以预防的。因此，对针头、手术刀或其他尖锐物品应小心处理，避免被针头或其他锐器刺伤。针对导致针刺的高危操作建议护士严格执行下列操作规程。

（1）操作后要立即将使用过的一次性的注射器和锐器丢弃在针器收集器中，不必套回针帽，当必须套回时，要采取单手操作；不要用手折断或折弯针头，不要从一次性注射器上取下针头。

（2）不要将锐利废弃物同其他废弃物混在一起。尽快将用过的注射器、锐器、手术刀片直接放入坚固、耐穿破的容器内，容器外表应有醒目标志，转送到处理部门。

（3）进行侵袭性操作时，一定要保证足够的光线，尽可能减少创口出血。手持锐器时不要让锐利面对着自己和他人，避免刺伤。处理创口时，要特别注意减少意外刺伤。

（4）无论在什么情况下，不要把用过的器具传递给别人。所有操作后应由操作者自己处理残局，避免意外刺伤的发生。

（5）采血时要用安全的蝶形真空针具，以降低直接接触血液的危险性。执行注射、抽血等操作时应戴手套。

4. 医疗操作环境的改善

针刺伤和锐器伤除了与所涉及的操作过程有关外，还与医疗护理器材的设计有关。一些运用技术技巧的医疗用品与针刺伤的高发生率密切相关，当针头产品的设计在使用后可以分离的或还需操作的易发生针刺伤。因此，目前国外开发了不少安全产品，包括以下 4 类：一是无针头的产品，如可收缩针头的静脉通路装置，减少了针头的使用频率；二是具有安全保护性装置的产品，如可收缩针头的注射器，针头可自动变钝的注射器、针头可自动锁住的套管针等，这类产品可使针头在使用后或使用时与使用者处于隔离状态；三是个人防护产品，如用于单手将针头套上针帽的装置等；四是锐器收集器，使用防刺破、防渗透的塑胶收集容器可降低 50% 的针刺伤，是理想的减少针刺、锐器伤害的方法。因此,使用安全产品可在一定程度上减少职业暴露。

5. 血液(体液)派出的处理

(1)小面积的溅出:首先应戴上手套,用一次性手巾或其他吸水性能好的物品清除剩余的血液或体液,用肥皂水和清水清洗,再用消毒液(如漂白粉)消毒被污染的表面。

(2)大面积的溅出:应先用一次性手巾盖住,然后用1%的漂白粉浸泡10分钟,再按上述步骤处理。

(3)血液溅到嘴内和身上的处理:如有血液溅到嘴内,应用水反复冲洗口腔,用消毒溶液反复漱口;对溅到身上的血液,用吸水纸擦拭,再用去污剂洗涤,最后用消毒剂擦拭。

6. 标本的存放

标本容器应用双层包装并标记明显的警告标志,放入坚固防漏的拉锁罐内密封以防漏出。外层要保持干净,如有污染应用消毒剂洗净。

7. 废弃物及排泄物的处理

对患者用过的一次性医疗用品及其他固体废弃物,应放入双层防水污物袋内,密封并贴上特殊标记,送到指定地点,由专人负责焚烧。没有条件焚烧,应先经过消毒后再处理。排泄物、分泌物等污物倒入专用密闭容器,经过消毒后排入污水池或下水道。

8. 抢救患者时的防护

在抢救患者的过程中,医务人员应避免皮肤、黏膜接触血液、涎液等体液。除了一般的防护措施,在急救过程中还应准备面罩、人工呼吸皮球或其他人工呼吸装置,避免做口对口人工呼吸。

(二)人类免疫缺陷病毒的消毒

1. 人类免疫缺陷病毒的抵抗力

引起艾滋病的人类免疫缺陷病毒(HTV)是在1981年发现的,为反转录病毒,属于慢性病毒。人类免疫缺陷病毒对外界的抵抗力较弱,远较乙型肝炎病毒的抵抗力弱。人类免疫缺陷病毒对热敏感,在56℃下加热30分钟部分灭活,60~122℃可被杀死,世界卫生组织推荐100℃20分钟进行反转录病毒灭活,但在室温液体的环境下可存活15天以上。因此,医疗用品经过高温消毒、煮沸或蒸气消毒完全可以达到消毒目的。人类免疫缺陷病毒不耐酸,较耐碱,pH降至6时病毒效价大幅度下降,pH高达9时,病毒效价仍较稳定。人类免疫缺陷病毒对消毒剂、去污剂也较敏感,75%的乙醇、10g/L的漂白粉、1.1g/L的甲醛溶液、20g/L的氯氨等均可灭活该病毒;对紫外线、γ 射线、β 射线的耐受力较强。

2.人类免疫缺陷病毒污染物品的消毒方法

患者与健康人的一般生活接触不会引起艾滋病病毒的传播，在公共场所没有血液、体液和分泌物时不必消毒。但在医院和患者家庭内应有针对性地对被艾滋病病毒污染的场所和物件进行消毒。如果环境中有血液或体液溅出，参照本节中血液、体液溅出的处理方法。

（1）皮肤、黏膜和手的消毒：护理人员的手接触污染物的机会最多，暴露时间长，手被大量细菌污染，仅一般性的洗手不能消除手上的细菌。因此，必须在洗手后再进行手的消毒。手的消毒比洗手有更高、更严格的要求。①接触患者前后应用肥皂和流动水冲洗 10 秒以上；②若有污染或明显污染的可能，应先用消毒剂浸泡或擦拭，再用肥皂及流动水冲洗。一般日常接触轻度污染可用 75% 的乙醇浸泡 2~5 分钟；血液、体液、分泌物可先用 1g/L 的次氯酸钠或 20g/L 的过氧乙酸清洗消毒，除去血迹并浸泡 10 分钟；黏膜可用 4.75~5.25g/L 的碘伏擦拭消毒；③戴手套接触患者或污染物品后，应先在 5g/L 的次氯酸钠溶液中浸泡 1~2 分钟，再脱去手套，然后用肥皂和流动水冲洗。

（2）物品和环境的消毒：被艾滋病患者的血液、体液、分泌物和排泄物污染的环境和设施，如地面、墙壁、桌椅、台面、床柜及车辆等，均应消毒。空气一般不做特殊处理。最有效而又适用的方法是含氯消毒剂，使用浓度按污染轻重和性质而定，可选用 1~10g/L 的次氯酸钠溶液，也可用 1g/L 的过氧乙酸。次氯酸钠对金属有腐蚀性，怕腐蚀的设施可用 2g/L 的戊二醛擦拭、浸泡。消毒的方法和时间可根据不同的化学物品而定。患者出院或死亡后对住室应进行一次终末消毒，可用上述消毒剂擦拭，也可用消毒剂熏蒸。熏蒸时可用甲醛 235mL/m3，作用 12~24 小时，也可用过氧乙酸 1~3g/m³，作用 1~2 小时。

（3）医疗器械的消毒：在各种污染物品中，污染的医疗器械是最危险的传播因素，特别是针具及剪刀等锐器。器械不论是一次性使用或可反复使用者，用后必须先经消毒才可做进一步的处理。污染的医疗器械应按消毒—清洗—灭菌的程序处理。医疗器械的消毒以热力消毒为主，效果可靠，损坏性小。可先用 801 以上的热水清洗或先进行煮沸，然后进行彻底清洗，干燥包装，再进行热力灭菌。热力灭菌的要求是：压力蒸气 121℃作用 15 分钟，126℃作用 10 分钟，134℃作用 3.5 分钟；干热 121℃作用 16 小时，140℃作用 3 小时，160℃作用 2 小时，170℃作用 1 小时。不宜使用热力消毒的医疗器械可用适宜的化学消毒剂做浸泡处理。血液污染的器械可浸入 0.5% 的次氯酸钠溶液（含有效氯 5g/L）中 10 分钟，污染轻微的器械可浸入 30g/L 的过氧化氢溶液中 60 分钟，怕腐蚀的器械可用 2g/L 的戊二醛浸泡 30~60 分钟。消毒注射器时，必须将注射器芯抽出，针头取下，全部浸泡水中煮沸或浸泡于消毒液中。处理时要小心，不要让针头刺伤手指。橡胶手套和橡胶管等器材，可以煮沸 30 分钟。血压计如被污染，用去污剂去污，再用 1∶10 的漂白粉溶液擦拭。温度计放入盛有 75% 乙醇的加盖容器内消毒。

（4）污染物及排泄物的处理：运输废弃物的人必须戴厚乳胶手套。处理液体废弃物必须戴护目镜。没有被血液或体液污染的废弃物，可按一般性废弃物处理。

①污染的固体废弃物品：如患者用过的一次性医疗用品及其他固体废弃物，应放入双层防水污物袋内，密封并贴上"危险""小心"等特殊标记，送到指定地点，由专人负责焚烧。没有条件焚烧的，应先经过消毒后再抛弃。消毒可用煮沸法，也可用次氯酸钠或 1g/L 的过氧乙酸溶液。

②排泄物、分泌物等液体废物：这些污物倒入专用密闭容器，然后用等量的含氯消毒剂混合搅拌均匀，作用 60 分钟以上，排入污水池，或用 5~10g/L 的过氧乙酸溶液作用 30 分钟。

③痰盂、便器等用物：用 5g/L 的有效氯溶液浸泡或涮洗。

④衣物消毒：对艾滋病患者用过的衣服、卧具要先消毒后清洗。把污染衣物装入防水污物袋内，做标记实施消毒处理。一般无明显污染痕迹的衣物，放入 1g/L 的次氯酸钠溶液（含有效氯 1g/L）浸泡 60 分钟；对耐热、耐湿衣物用高压蒸气灭菌法，温度在 121℃，作用时间为 20~30 分钟，或在 0.5% 肥皂液中煮沸 30 分钟；对易褪色、怕热衣物用 2g/L 戊二醛溶液浸泡 30 分钟。消毒时一定要把衣物完全浸没。消毒后在 80℃热水中加洗涤剂清洗。

⑤餐具、茶具消毒：一般情况下，餐具、茶具无须做特殊处理。艾滋病患者应使用单独的餐具、茶具，在使用后最好煮沸消毒 20 分钟或流通蒸气消毒 20 分钟。对有严重污染的餐具、茶具应煮沸消毒 30 分钟或在 0.1% 的次氯酸钠溶液（含有效氯 1g/L）中浸泡 30 分钟。

（5）手术室内的消毒：为艾滋病患者施行外科手术是一项危险的操作，应采取严格措施进行消毒。

①手术室的消毒：选择易于隔离的手术室，室内按常规方法进行消毒。

②患者的术前准备：避免患者各种外部损伤，术前不要剃毛，必要时可用化学脱毛剂，做好患者的术前皮肤清洁。

③手术人员的准备：参加手术者应按严格隔离要求，须穿防水隔离衣。减少使用锐器的机会，有条件时使用激光切开或止血。术中使用的锐器应放入专用容器内，其他器械用后放入专用防水包内，便于处理。

④术后处理：原则上不允许将污染物暴露带出手术室。患者衣物如有污染应及时

更换。开放性伤口严密覆盖，须引流者采用闭式引流。隔离用品统一放入专用袋内，并贴上标签。脱手套前先用 0.1% 的次氯酸钠溶液（含有效氯 1g/L）洗去手套上的血液，再脱下消毒。暴露部位按皮肤消毒要求消毒。手术室内要彻底消毒。

（6）病理检查物：病理检查的组织或器官要浸泡在盛有体积分数为 10% 甲醛液的容器中，再放入另一个不透水的容器内。

（7）交通工具：运送患者的交通工具先用质量浓度为 2g/L 的漂白粉液或其他含氯消毒剂喷洒，待干燥后再擦干净。

第四节　新型冠状病毒肺炎的职业防护

一、个人防护装备使用要求

根据 CDC 工作人员防控疫情的需要，对个人防护装备使用的时机提出要求。接触或可能接触新冠肺炎病例、无症状感染者、及其污染物（血液、体液、分泌物、呕吐物和排泄物等）和污染的物品或环境表面时应使用个人防护装备。明确了进入污染区域并进行相关操作时个人防护装备的种类要求，包括一次性医用帽子、一次性使用乳胶手套或丁腈手套、医用防护口罩或动力送风过滤式呼吸器、防护面屏或护目镜、一次性使用医用防护服、一次性使用医用防护鞋套。为最大限度的保障人员安全，每次执行任务时必须穿戴个人防护装备，完全穿好后，督查员检查或工作人员互查，严格做到个人防护装备穿戴正确，摘脱安全。

二、防护装备要求

各种防护装备应符合其相应的国家标准、规定或条例。一次性医用帽子可防止头屑、头发外溢，也可防止外部微生物通过灰尘进入发层。医用防护口罩除了包括颗粒过滤效率（≥95%）、合成血液穿透阻力、通气阻力这 3 个核心指标外，还增加了表面抗湿性、密合性良好、总适合因数，对面部密合度提出严格要求，应符合《医用防护口罩技术要求（GB 19083）》。选用护目镜时应防起雾，防血液、体液、分泌物等喷溅。镜片可以内层涂抹防雾剂，选用沐浴露或碘伏薄层涂抹，自然风干，延长防雾时间。建议采用系头带的护目镜，不建议镜架形式。手套可分为无菌和清洁 2 类，应符合《一次性使用灭菌橡胶外科手套（GB 7543）》和《一次性使用医用橡胶检查手套（GB 10213）》的要求。医用防护服应符合《医用一次性防护服技术要求（GB 19082）》的规定，在新冠肺炎疫情防控期间，国家卫生健康委员会《关于加强疫情期间医用防护用品管理工作的通知》中指出，医用防护服不足时，除了符合欧盟医用防护服 EN14126 标准（其中液体阻隔等级＞2级）并取得欧盟 CE 认证的防护服外，欧标仅满足 Type3/4/5 的所有防护服也属于紧急医用物资，可以应急使用。此措施属于此次疫情防控的临时应急措施，疫情结束后自行解除。一次性使用医用防护鞋套应具有良好的防水性能，并一次性使用。黄色垃圾袋应印有感染性废物标识，应符合《医疗废物专用包装物容器标准和警示标识规定》。黄色垃圾袋内物品处理应符合《医疗废物管理条例》。手消毒剂标准应符合《手消毒剂卫生要求（GB27950）》的规定。

三、个人防护装备穿脱程序

按照 CDC 工作人员的工作性质将个人防护装备穿脱程序分为现场流行病学调查穿脱防护装备程序、实验室穿脱防护装备程序、疫源地现场消毒穿脱防护装备程序。

四、个人防护装备穿戴注意事项

CDC 工作人员在穿戴个人防护装备时各环节均应注意合理性和安全性。穿戴前应准备所需个人防护装备，除去个人装饰物品，做手卫生。戴一次性医用帽子时应整理头发不留碎发，头发包在帽内，帽边齐眉。医用防护口罩可以选择国产医用防护口罩、美国医用 N95 及以上口罩、欧洲 FFP2 医用防护口罩。佩戴时压紧鼻夹，紧贴于鼻梁处，做气密性测试。戴护目镜，应适当调整系带利于与面部紧密贴合。护目镜和防护面屏可二选一，无须同时佩戴。穿一次性使用医用防护服，应尽量选用连身式有胶带款，确保防护服密封胶带压紧。戴外层手套时手套套口包紧医用防护服袖口，手套应松紧适宜、大小合适。工作完成后离开污染区应严格按照程序摘脱个人防护装备。脱防护服，同时脱外层手套，防护鞋套可与防护服一同脱下，应尽量避免接触污染面，如有接触应立即进行手消毒。摘护目镜，在一次性医用护目镜供给不足的紧急情况下，经严格消毒后可重复使用。摘防护口罩，从后面取下系带，应避免正面触碰及手接触到脸部皮肤。摘一次性医用帽子，将反面朝外，放入黄色塑料袋中。摘脱防护装备的每一步均应进行手消毒，全部摘脱完成应再次手消毒、洗手。一次性使用防护装备均应放入印有感染性废物标识的黄色垃圾袋中，再套一层黄色垃圾袋按医疗废物处置。

五、总结

在所有突发传染病的防控过程中，CDC 工作人员是感染风险最高的人群之一。新冠肺炎疫情暴发以来，全国性的个人防护装备使用不合理、不规范的问题尤为突出。CDC 工作人员做好个人防护具有重要意义。个人防护装备穿脱程序具有复杂性，规范使用个人防护装备是保护执行疫情防控任务的 CDC 工作人员避免感染的前提条件。个人防护装备使用人员应接受专业的个人防护知识培训，强化个人应用训练，在充分掌握防护性能、使用限制、穿脱程序的前提下，正确、合理的使用防护装备。规范的个人防护已成为全球防止新型冠状病毒感染的重要手段之一。

第四章 护理基本操作技术

第一节 标本采集

一、血培养标本采集

（一）目的

根据医嘱采集患者血培养标本，进行临床检验，为诊断和治疗提供依据。

（二）采血方式

1.“双瓶双侧”

“双瓶双侧”是指从一个部位采血接种一套培养瓶，再从另一部位采血接种另一套培养瓶，通常选上臂静脉。一般用于对怀疑菌血症、真菌血症的成人患者。

2.“双侧双瓶”

“双侧双瓶”是指从一个部位采血接种一个需氧瓶，再从另一部位采血接种另一个厌氧瓶。一般用于婴幼儿患者。

（三）采集部位要求

从两侧上肢静脉采血，“双瓶双侧”采血培养。至少做到“双侧双瓶”。必要时从下肢静脉采血做第三套血培养。

（四）血液标本在需氧瓶和厌氧瓶中的分配要求

以一个需氧瓶和一个厌氧瓶为一套血培养，作为常规血培养的组合。当采血量不够推荐的采血量时，应首先满足需氧瓶，剩余标本再接种入厌氧瓶。

（五）操作标准

1.操作前准备

（1）评估者：询问了解患者身体状况，向患者解释，取得配合。观察患者采血部位有无异常情况。

（2）个人准备：仪表端庄，服装整洁，洗手，戴口罩。

（3）用物准备：无菌手套、止血带、消毒液、棉棒、采血器、培养瓶、培养单。

（4）环境准备：清洁、安静、舒适、无人员走动。

2.操作步骤

（1）核对医嘱及患者。

（2）安尔碘消毒血培养瓶瓶口3遍，待干60秒。

（3）抽血部位皮肤消毒，安尔碘消毒3遍，待干60秒，消毒时从穿刺点向外画圈消毒，至消毒区域直径达5cm以上，待挥发干燥后采血。

（4）戴无菌手套，用采血器无菌穿刺成功后，连接血培养瓶，采集后轻轻混匀以防血液凝固。

（5）再次核对患者姓名、床号。

（6）洗手，记录。

二、粪便标本采集

（一）目的

根据医嘱采集患者粪便培养标本，进行临床检验，为诊断和治疗提供依据。

（二）操作标准

1.操作前准备

（1）评估患者：询问患者身体状况，向患者解释，取得配合。

（2）个人准备：仪表端庄，服装整洁，洗手，戴口罩。

（3）用物准备：培养瓶、培养单、无菌手套。

（4）环境准备：适当遮挡，保护患者隐私。

2.操作步骤

（1）核对医嘱及患者。

（2）戴手套，取少量大便3～5g（蚕豆大小）放于培养瓶中，合盖。

（3）再次核对患者。

（4）洗手，记录。

（三）注意事项

（1）常规检查选取有黏液、脓血等病变成分的粪便，外观无异常的粪便潜血检测标本需从表面、深处和粪端多处取材。

（2）标本应尽快送检，不能及时送检的标本可室温保存≤2小时，放入4℃冰箱保存，一般可保存24小时。

（3）粪便标本应避免混有经血、尿液、消毒剂及污水等各种物质。

（4）送检标本应注明来源、检验目的和采样时间，使实验室能正确选用相应的培养基和适宜的培养环境。

三、尿标本采集

（一）目的

根据医嘱采集患者尿培养标本，进行临床检验，为诊断和治疗提供依据。

（二）操作标准

1. 操作前准备

（1）评估患者：询问了解患者身体状况，向患者解释，取得配合。

（2）个人准备：仪表端庄，服装整洁，洗手，戴口罩。

（3）用物准备：止血钳一把、安尔碘、棉棒、20mL 空针管一个、培养瓶、培养单、无菌手套一副。

（4）环境准备：适当遮挡，保护患者隐私。

2. 操作步骤

（1）核对医嘱及患者。

（2）戴手套，用安尔碘消毒尿道口处的导尿管壁（接头上端接近会阴部）2 遍，待干。

（3）用无菌注射器的细针斜穿管壁抽吸尿液 10mL。做尿培养时应采集尿液 20mL。

（4）将抽好的尿液导入培养瓶中，盖好盖子。

（5）再次核对患者。

（6）洗手，记录。

（三）注意事项

（1）严格无菌操作，避免污染。

（2）不可从集尿袋下端管口留取标本。

（3）标本应尽快送检，最好在 2 小时内。如果不能及时送检，放置于冰箱内，但不要超过 24 小时。

（4）送检标本应注明来源、检验目的和采样时间，使实验室能正确选用相应的培养基和适宜的培养环境。

四、痰标本采集

（一）目的

根据医嘱采集患者痰液标本，进行临床检验，为诊断和治疗提供依据。

（二）操作标准

1. 操作前准备

（1）评估患者：询问了解患者身体状况，向患者解释，取得配合，昏迷患者病情平稳。观察患者口腔黏膜有无异常和咽部情况。

（2）个人准备：仪表端庄，服装整洁，洗手，戴口罩。

（3）用物准备：无菌手套、一次性痰培养器。

（4）环境准备：安静、舒适。

2. 操作步骤

（1）核对医嘱及患者。

（2）洗手，戴无菌手套。

（3）助手协助打开痰培养器，若为呼吸机辅助呼吸患者，助手协助摁下纯氧和静音按钮。

（4）痰培养器接负压吸引器。

（5）助手协助固定患者头部，若为气管插管患者，助手协助断开患者气管插管接头处。

（6）吸痰管插入到合适深度后，开放负压吸引痰液。当标本瓶内痰液达到需要量时关闭负压，退出吸痰管，痰培养器加盖。

（7）再次核对患者姓名。

（8）洗手，记录。

（三）注意事项

（1）严格无菌操作，避免污染标本，影响检验结果。

（2）在抗生素使用前采集价值高。

（3）痰液标本采集最好在上午进行。

（4）连续采集 3~4 次，采集间隔时间 > 24 小时。

（5）不能用无菌水冲洗吸痰管，否则会稀释标本。

（6）退吸痰管时不能开放负压，否则会引起上呼吸道分泌物污染标本。

（7）标本送检不超过 2 小时，不能及时送检者可暂存 4℃冰箱。

（8）痰液标本采集后应评估标本量、颜色、形状，进行痰液涂片，检查确定标本来源，若怀疑细菌感染，应进行革兰染色、细菌培养和药物敏感试验。

（9）送检标本应注明来源、检验目的和采样时间，使实验室能正确选用相应的培养基和适宜的培养环境。

第二节 仪器操作

一、多功能监护仪使用

（一）定义
监护仪指能够对患者生理参数进行实时、连续监测的医用仪器设备。

（二）目的
对生命体征不稳定患者进行监护。

（三）原理
主机由各种传感器物理模块和计算机系统构成，负责信号检测和处理，包括信号模拟处理、数字处理及信息输出。

（四）基本结构
由主机、显示器、各种传感器及连接系统四部分组成。

（五）操作标准
1.操作前准备
（1）评估患者：评估患者病情、意识状态及皮肤情况，对清醒患者，告知监护的目的及方法，取得患者合作。
（2）评估监护仪：评估监护仪各功能是否良好。
（3）个人准备：仪表端庄，服装整洁，洗手。
（4）用物准备：心电监护仪、电极片5个、70％乙醇、纱布、弯盘、笔、记录卡、洗手液。
（5）环境准备：安静、无强光照射、无电磁波干扰。

2.操作步骤
操作步骤见表4-1。

表 4-1 多功能监护仪操作步骤

步骤	要点说明
1. 核对	
医嘱及患者	确认患者
2. 接收	
按主菜单，接收患者	选择患者类型和有无起搏
3. 脱脂	保证电极与皮肤表面接触良好
用 75%乙醇将贴电极片部位和血氧饱和度指套连接部位脱脂后用纱布擦干	
4. 贴电极贴	
将电极片按监护仪标识贴于患者胸部正确位置，扣好患者衣扣，盖好被子	使电极贴与皮肤接触良好，避开伤口，必要时避开除颤部位
5. 捆无创血压袖带	
使测压标志压在肱动脉上	位置正确，松紧合适。选合适的袖带
6. 安放血氧饱和度探头	
7. 调报警范围	
根据患者实际监测数值调整报警上下限	上下限度合适。小范围设置，不要以正常生理指标作为上下限
8. 再次核对床号、姓号。告知患者或家属注意事项	
9. 记录监测数值、时间	注意观察电极片周围皮肤情况
10. 停止	
向患者告知，取得合作；关监护仪，取下电极片，观察局部皮肤情况，用干纱布擦净皮肤。协助患者取舒适体位，整理床单位，整理用物	整理导线，避免打结损伤
11. 洗手、记录，停止监护时间	

（六）注意事项

（1）各监护线应与患者连接紧密，勿脱落。

（2）安放电极贴前需皮肤脱脂，避免干扰，各电极贴位置安放正确。

（3）无创血压袖带捆绑正确。

（4）有创血压监测时，换能器须与心脏同一水平，肝素液冲洗或采血后应将传感器重新校零。

（5）各参数报警范围调节适当。

（七）维护和保养

各监护线用后均应擦拭消毒，仪器定时清洁；各导联线不能打折；无创血压袖带，当没有捆绑患者手臂时，不能启动主机测量血压；发现故障应及时排除或报修。

二、输液泵使用

（一）定义
输液泵是用于准确控制单位时间内液体输注的量和速度的仪器。

（二）目的
准确、匀速、安全地给患者输入药物。

（三）基本原理
微型计算机控制步进电机带动偏心凸轮作用于蠕动排，使蠕动排以波动方式连续挤压输液管。

（四）基本结构
由微机系统、泵装置、检测装置、报警装置和输入及显示装置组成。

（五）操作标准
1. 操作前准备
（1）评估患者：评估患者病情、意识状态、皮肤情况及血管情况，向患者及家属解释输液及药物作用，取得合作，询问大小便。
（2）评估仪器：评估仪器性能是否完好，将输液泵妥善固定在输液架上，连接电源，打开开关，处于备用状态。
（3）个人准备：仪表端庄，服装整洁，洗手，戴口罩。
（4）用物准备：输液泵、输液器2套、止血带、小枕、弯盘、0.5％聚维酮碘或安尔碘、棉棒、胶布、一次性头皮针、液体和药物、病历、输液卡、洗手液、笔、手表、锐器盒、垃圾桶，必要时备网套、启瓶器。

2. 操作步骤

操作步骤见表 4-2。

表 4-2 输液泵操作步骤

步骤	要点说明
1. 核对医嘱及患者	确认患者
2. 排气	
检查输液器、插入液体并排气	使茂菲滴管的 1/2 ~ 2/3 充盈液体, 对光检查无气泡, 防止气体进入体内
3. 连接设定	
将输液器置于泵的卡式管道内, 设定总量、速度	卡道内容道松紧合适
4. 静脉穿刺	
取合适体位, 备胶布。铺垫巾, 扎止血带, 消毒皮肤, 再次检查输液管有无气泡。穿刺成功, 按启动键盘, 固定穿刺处, 再次核对	三查七对
5. 观察	
取舒适卧位, 观察患者病情及有无输液反应, 讲解注意事项	
6. 输液结束	
按停止键, 关输液泵, 拔针	输液泵用 75% 乙醇纱布擦拭, 放置于清洁干燥处备用
7. 整理用物, 洗手, 记录	

（六）注意事项

（1）特别注意观察穿刺部位有无液体渗漏。

（2）使用一段时间后更换蠕动挤压部位。

（七）维护和保养

首次使用前或长时间不使用, 当再次使用时, 要将泵与交流电源连接, 充电至少 12 小时。长期不使用, 电池每月至少充放电 1 次。出现故障及时报修。定期清洁擦拭。

贝朗容积输液泵的使用见表 4-3。

表 4-3 贝朗容积输液泵的使用

操作流程	要点说明
1. 准备物品	输液泵、液体
2. 连接输液管路	将输液管排气，关闭"流量夹"，备用
3. 安装输液管路	打开输液泵泵门，自上而下安装输液管，关闭泵门，打开流量夹
4. 开机	等待自检完成
5. 确认输液管路	按 YES 键确认
6. 设置输液总量	按 VOL 键输入液总量，按 VOL 键确认
7. 设置输液速率	在主屏直接输入数值即是速度
8. 开始输液	按 START 键，开始输液（屏幕上出现移动光标，显示泵在运行中）
9. 运行中修改速率	直接于面板上设置新速率，再按 RATE 键，确认新数值，泵按新速率继续运行
10. 快推功能	手动 BOLUS 操作按 BOL 键，屏幕出现另外 BOL 键，同时按下两个 BOL 键 BOLUS 操作按 BOL 键，直接输入预置 BOLUS 量，按 YES 键确认，快推运行。如需中断 BOLUS，按屏幕上提示的 STOP 键，BOLUS 停止

报警原因及纠正方法见表 4-4。

表 4-4 贝朗容积输液泵报警原因及纠正方法

报警显示	可能原因入处理方法
Pressure alarm（压力报警）	输液管夹闭了吗（打开旋夹）
	输液管有压折吗（使管路通畅）
	患者静脉通路阻塞（恢复静脉通路通畅）
Air alarm（空气报警）	管路系统中有空气（准备输液时将管路中的气泡完全排尽，报警后重新排气）
Preselect volume（未设定预置总量报警）	未设定输液总量（设定输液总量）
Invaid rate（未设定速度报警）	未设定速率（重新设定速率）
KOR end（液体输完前预置报警）	输液瓶已空（更换新的输液瓶）
Recall alarm（暂停结束报警）	暂停结束后报警（调至 Standby 或 Start 开始输液）
Pump door open（泵门打开报警）	泵门打开（关闭泵门）
Battery pre-alarm（蓄电池预报警）	蓄电池电量将耗尽（连接主电源）
Battery alarm（蓄电池报警）	蓄电池没电（连接主电源）

Space 输液泵基本操作见表 4-5。

表 4-5 Space 输液泵基本操作

操作流程	要点说明
1. 准备物品	输液泵、液体
2. 连接输液管路	将输液管排气，关闭"流量夹"，备用
3. 开机	按开机键，开启电源，设备自检
4. 打开泵门	按开门键，按 Yes 键
5. 安装输液管路	从右向左放置输液器，关闭泵门，进入 intra-fix PVC 菜单，按 OK 键，确认管型。
6. 设置预置输液总量	在 VTBI 菜单，设置预置输液量，按 OK 键确认
7. 设置输液速率	进入 Rate 菜单，设置速率，按 OK 键确认
8. 开始输液	按 START 键，开始输液
9. 更改速率	①不停止输液时，按 C 键，按 OK 键，键入新的速率，按 OK 键确认
	②停止输液时，按 Stop 键，按 OK 键，键入新的速率，按 Start 键启动输液
10. 快推功能	①手动快推，按 Bol 键松开，按住 OK 键不放，系统进入快推功能并显示快推剂量，松开 OK 键停止快推
	②自动快推，按 Bol 键按左箭头键进入 Bol-Dose 设置菜单，设置快推剂量，按 Bol 键开始快推，结束后自动切换到原速率工作，如需中途停止快推，按 OK 键直动切换到原始速率
11. 等待模式	按 Stop 键停止输液，按关机键小于 3 秒，切换到 Standby 菜单，按 OK 键确认进入等待模式，再按 OK 键退出等待模式

报警原因及纠正方法见表 4-6。

表 4-6 Space 辅液泵基本操作报警原因及纠正方法

报警显示	可能原因及处理方法
Pressure high alarm（阻塞报警）	输液管夹闭了吗（打开旋夹）
	输液管有压折吗（使管路通畅）
	患者静脉通路阻塞（恢复静脉通路通畅）
Air bubble alarm（气泡报警）	管路系统中有空气（准备输液时将管路中的气泡完全排尽，报警后重新排气）
Value not accepted（未设定预置总量报警）	未设定输液总量（设定输液总量）
Not rate set（未设定速度报警）	未设定速率（重新设定速率）
Reminder alarm（未接受数值报警）	电源开启，未设置参数或未启动输液（设置参数开启输液）
VTBI near end（预设输液量结束报警）	预设输液量接近结束（准备新的液体）
Standby time expired（暂停结束报警）	暂停结束后报警（调至 Standby 或 Start 开始输液）
VTBI infused（预设输液量结束）	预设输液量结束（自动切换到 KVO 功能）
Battery pre-alarm（蓄电池预报警）	蓄电池电量将耗尽（连接主电源）
Battery alarm（蓄电池报警）	蓄电池没电（连接主电源）

三、微量泵使用

（一）定义

微量泵是一种给药量非常准确、问题很小且给药速度缓慢或长时间流速匀的仪器。

（二）目的

非常均匀地给患者输注药物。

（三）基本原理

微型计算机控制步进电机带动注射器推杆匀速直线运动，实现匀速推动注射器匀速给药。

（四）基本结构

泵、数据显示窗、数据输入键、功能键和注射器安全支架。

（五）操作标准

1.操作前准备

（1）评估患者：评估患者病情、意识状态、皮肤情况及血管情况，向患者及家属解释使用微量泵的目的及药物作用，取得合作。

（2）评估仪器：评估仪器性能是否完好，将微量泵妥善固定在输液架上，连接电源，打开开关，处于备用状态。

（3）个人准备：仪表端庄，服装整洁，洗手，戴口罩。

（4）用物准备：微量泵、头皮针 2 个、20mL 或 50mL 注射器、砂轮、止血带、小枕、弯盘、0.5％聚维酮碘或安尔碘、棉棒、胶布、无菌纱布、无菌巾、液体和药物、病历、治疗卡、洗手液、笔、手表、锐器盒饭、垃圾桶。

（5）环境准备：安静、无尘、适合无菌操作。

2. 操作步骤

操作步骤见表4-7。

表 4-7 微量泵操作步骤

步骤	要点说明
1. 核对	
医嘱及患者	不能只核对一项
2. 抽取药物	
检查药物，将药物抽入注射器内并核对。将注射器放入无菌巾内	在注射器上贴标签（注明床号、姓名、药名、剂量、浓度、用法、加药时间），严格无菌操作
3. 核对患者	携用物至床旁，查对床号、姓名，协助取合适体位，备胶布
4. 连接设定	
再次核对药液，连接延长管，排气，安装入泵。打开开关，调好速度	注意防止污染
5. 查对连接	
确定无误后，消毒输液通路的肝素帽，将头皮针插入肝素帽内，用胶布固定，启动泵	患者、药物、泵入速度、三查七对
6. 交代观察	
取舒适卧位，观察反应及泵运行情况，讲解注意事项	协助取舒适卧位，整理床单位
7. 洗手记录	
8. 注射结束	
按停键，关输液泵，拔针	核对患者，向患者告知，取得合作。按下 Stop 键，揭去胶布拔出头皮针，关电源
9. 整理用药	分类整理用物，分离针头放于锐器盒，洗手记录。微量泵用 75% 乙醇纱布擦拭，放置于清洁干燥处备用

（六）注意事项

（1）更换注射器前一定要排尽空气。

（2）特别注意观察穿刺部位有无液体渗漏。

（七）维护和保养

（1）首次使用前或长时间不使用，当再次使用时，要将泵与交流电源连接，充电至少 12 小时。长期不使用，电池每月至少 1 次充放电。出现故障及时报修。定期清洁擦拭。

（2）使用完后将固定栓或推动柄复位。

Perfusor Compact 注射泵见表 4-8。

表 4-8 Perfusor Compact 注射泵

操作流程	要点说明
1. 准备物品	注射泵、抽好液体的注射器
2. 连接注射器管路	将注射器和延长管排气，备用
3. 安装注射器管路	向上推动"推杆锁"，拉出"推杆"，向外拉出"针筒夹"，逆时地转动 90°，安装注射器，固定针栓尾端，使"推杆锁"咔嗒一声复位，之后"针筒夹复位"
4. 开机	自检后自动识别注射器，显示 OPS/-XX，按 F 键确认注射器
5. 静脉穿刺	按 F 键及 8 键（STANDBY 键），"暂停"设备，进行静脉穿刺。静脉穿刺后，按 F 键结束"暂停"
6. 设置输液速率	在主屏直接输入数值即是速度
7. 开始输液	按 START 键，开始输液（此时泵显示屏上放将有风轮状光标转动，显示泵在运行中）
8. 运行中修改速率	运行中按 C 键，设置新速率，再按 F 键确认新数值，泵按新速率继续运行
9. 快速功能	运行中进行按住 F 键不放，同时持续按住 1 键（BOL 键），快推运行，松开任何一键，结束快推运行

Space 注射泵见表 4-9。

表 4-9 Space 注射泵

操作流程	要点说明
1. 准备物品	注射泵、抽好液体的注射器
2. 连接注射器管路	将注射器和延长管排气，备用
3. 开机	按开机键，开启电源，设备自检。等待注射器推柄自动释放
4. 安装注射器管路	拉开注射器针管固定卡并右旋，打开泵门，放置注射器，按 OK 键，确认注射器型号注射器推柄自动前移并扣住注射器针栓
5. 设置预置输液总量	在 VTBI 菜单，设置预置输液量，按 OK 键确认
6. 设置输液速率	进入 Rate 菜单，设置速率，按 OK 键确认
7. 静脉穿刺	
8. 开始输液	按 START 键，开始输液
9. 更改速率	不停止输液：按 C 键，按 OK 键，键入新的速率，按 OK 键确认停止输液：按 Stop 键，按 OK 键，键入新的速率，按 Start 键启动输液
10. 快推功能	手动快推：按 Bol 键松开，按住 OK 键不放，系统进入快推功能并显示快推剂量，松开 OK 键停止快推自动快推：按 Bol 键盘按左箭头键进入 Bol.Dose 设置菜单，设置快推剂量，按 Bol 键开始快推，结束后自动切换到原速率工作，如需中途停止快推，按 OK 键直动切换到原始速率
11. 等待模式	按 Stop 键停止输液，按关机键小于 3 秒，切换到 Standby 菜单，按 OK 键确认进入等待模式，再按 OK 键退出等待模式
12. 关闭栗	按 Stop 键停止输液，打开注射器固定卡并右旋，等待注射器推柄知道松开并释放，打开泵门取下注射器，关上泵门合上注射器固定卡，按关机键持续 3 秒，关机

四、心电图机的使用

（一）定义

心电图机是来记录心脏活动时所产生的生理电信号的仪器。

（二）目的

将心脏活动时心肌激动产生的生物电信号（心电信号）自动记录下来，为临床诊断和科研提供信息。

（三）基本原理

通过电极提取人体生物电信号经过导线传输至心电图主机，经过心电放大电路将心电信号放大后推动记录器工作而描绘出心电图曲线。

（四）基本结构

由电极、导线、主机、电源四部分组成。

（五）操作标准

1. 操作前准备

（1）评估患者：评估患者病情、意识状态及皮肤情况，对清醒患者，告知目的及方法，取得患者合作。

（2）评估仪器：心电图机各功能是否良好。

（3）个人准备：仪表端庄，服装整洁，洗手。

（4）用物准备：心电图机、导电液、纱布、弯盘、笔、记录卡、洗手液。

（5）环境准备：安静、无强光照射、无电磁波干扰。

2. 操作步骤

操作步骤见表4-10。

表 4-10 心电图机操作步骤

步骤	要点说明
1. 核对：医嘱及患者	确认患者，平卧位
2. 皮肤处理：清洁皮肤，涂导电液	减少干扰，伪差
3. 安放电极：将电极按标识置于患者正确位置，盖好被子	使电极与皮肤接触良好，避开伤口
4. 描记心电图	
（1）打开电源开关	按下抗干扰键
（2）调节描笔位置	确认描笔在记录纸中央附近
（3）按动定标键"1mV"	描笔随着定标键的
（4）按"START"	按动而做相应的摆动，记录纸走动
（5）继续按动定标键	记录纸上可看到定标方波，其振幅应是10mm
（6）按动"CHAECK"键	观察有无伪差
（7）按动"LEADSELECTOR"键	使之由"TEST"向"Ⅰ"导联、"Ⅱ"导联转换
（8）继续按动"LEAD SELEC-TOR"	重复上述操作，完成全部导联的心电图记录
5. 撤除电极	动作轻柔
6. 关机切断电源、整理仪器	在记录纸上注明日期、时间、姓名、住院号及导联
7. 再次核对床号姓名，告知患者或家属注意事项	整理患者
8. 洗手、记录	做好清洁工作，并做好仪器使用登记

（六）注意事项

（1）根据规定的操作顺序进行操作。

（2）使电极与皮肤密切接触，涂导电膏或生理盐水，避免机电干扰，注意描笔温度。

（3）正确安放常规十二导联心电图电极：①四肢电极。右手红（R），左手黄（L），左脚绿（F），右脚黑（RF或N）。②胸电极。A.V1导联：红，胸电极安放胸骨右缘第4肋间。B.V2导联：黄，胸电极安放在胸骨左缘第4肋间。C.V3导联：绿，胸电极安放在V2与V4连线的中点。D.V4导联：棕，胸电极安放在左锁骨中线与第5肋间。E.V5导联：黑，胸电极安放在左腋前线与V4平齐。F.V6导联：紫，胸电极安放在左腋中线与V4平齐。

（七）维护和保养

（1）各监护线用后均应擦拭消毒，仪器定时清洁。

（2）发现故障应及时排除或报修。操作时勿将水洒入机内，以免损坏机器。

（3）机内装有电池盒，可定时充电，充电时间不超过24小时，以免缩短电池寿命。

（4）机器避免高温暴晒、受潮、尘土或碰撞，盖好防尘罩。

（5）做完心电图后必须洗净电极。

（6）导联电缆的芯线或屏蔽层容易损坏，尤其是靠近两端的插头处，因此切忌用力牵拉或扭转。收藏时应盘成直径较大的圆盘或悬挂放置，避免扭转或锐角折叠。

五、电复律

（一）定义

心脏电复律是用电能来治疗异位性快速性心律失常，使之转为窦性心律的方法，最早用于消除心室颤动，故亦称心脏电除颤。心脏电复律器是用于心脏电复律的装置，目前常用的为直流电心脏电复律器，由电极、除颤、同步触发、心电示波、电源等几部分组成，电功率可达200～360J。电除颤是心搏骤停抢救中必要的、有效的重要抢救措施。

（二）适应证

（1）心室颤动是电复律的绝对指征。

（2）慢性心房颤动（房颤史在1～2年），持续心房扑动。

（3）阵发性室上性心动过速，常规治疗无效而伴有明显血流动力学障碍者，或预激综合征并发室上性心动过速而用药困难者。

（三）禁忌证

（1）缓慢性心律失常，包括病态窦房结综合征。

（2）洋地黄过量引起的心律失常（除室颤外）。

（3）伴有高度或完全性传导阻滞的房颤、房扑、房速。

（4）严重的低血钾暂不宜做电复律。

（5）左心房巨大，房颤持续1年以上，长期心室率不快者。

（四）操作方法

立即将电极板涂导电糊或垫以生理盐水浸湿的纱布，按照电极板标示分别置于胸骨右缘第2～3肋间和胸前心尖区或左背，选择按非同步放电钮，按充电钮充电到指定功率，明确无人与患者接触，同时按压两个电极板的放电电钮，此时患者身躯和四肢抽动一下，通过心电示波器观察患者的心律是否转为窦性心律。

1. 非同步电复律

非同步电复律仅用于心室颤动，此时患者神志多已丧失。将电极板涂导电糊或垫以生理盐水充分浸湿的纱布垫分置于胸骨右缘第 2~3 肋间及心尖区，按充电按钮充电到功率 360J 左右。将电极板导线接在复律器的输出端，按非同步放电按钮放电，通过心电示波器观察患者的心律是否转为窦性。

2. 同步电复律

用维持量洋地黄类药物的心房颤动患者，应停用洋地黄至少 1 天。复律前 1 天应给予奎尼丁（普鲁卡因胺、普萘洛尔或苯妥英钠），每 6 小时 1 次，目的是使这些药物在血中达到一定的浓度，转复后能预防心律失常再发和其他心律失常的发生，少数患者用药后心律即可转复。术前复查心电图并利用心电图示波器检测电复律器的同步性。静脉缓慢注射地西泮（安定）0.3~0.5mg/kg 或氯胺酮 0.5~1mg/kg 麻醉，当患者睫毛反射开始消失时，充电到 150~200J（心房扑动者则充到 100J 左右），按同步放电按钮放电。如心电图显示未转复为窦性心律，可增加电功率，再次电复律。

3. 外科开胸手术患者可用体内操作法

电极板用消毒盐水纱布包裹，置于心脏前后，直接向心脏放电，但电功率宜在 60J 以下。

心律转复后，应密切观察患者的呼吸、心律和血压指导苏醒，必要时给氧吸入，以后每 6~8 小时一次口服奎尼丁（普鲁卡因胺、普萘洛尔或苯妥英钠）维持。

（五）注意事项

（1）若心电显示为细颤，应坚持心脏按压或用药，先用 1% 肾上腺素 1mL 静脉推注，3~5 分钟后可重复一次，使细颤波转为粗颤波后，方可施行电击除颤。

（2）电击时电极要与皮肤充分接触，以免发生皮肤烧灼。

（3）触电早期（3~10 分钟内）所致的心搏骤停，宜先用利多卡因 100mg。

六、GEM Premier 3000 血气分析仪的使用

（一）定义

血气分析仪是用于检测血液中的氧气、二氧化碳等气体的含量和血液酸碱度及相关指标的医学设备。

（二）目的

检测体内酸碱失衡及血氧、二氧化碳及钾、钠等离子情况。

（三）基本原理

血气、电解质、酸碱成分三者相互影响，相互依赖，受电中性原理（即细胞外阴阳离子总量必须相等；各种酸碱成分比值必须适当）支配，使机体血液 pH 维持在 7.35 ~ 7.45。

（四）基本结构

主机由微电脑、显示器、电极、测试包、打印装置组成。

（五）操作标准

1. 操作前准备

（1）评估血样标本是否合格。

（2）评估仪器：评估仪器性能是否完好，机器处于备用状态。

2. 操作步骤

操作步骤见表 4-11。

表 4-11 血气分析仪操作步骤

步骤	要点说明
1. 选择血样种类	根据标本情况，按 Arterial 或 Ve-nous 或 Capillary 或 Other
2. 准备进样	等待 2 秒并上下左右旋转血样且弃去第一滴血
3. 进样将进样针插入注射器至接近底部	避免插入底部阻塞吸样针
4. 吸样按 OK 键启动吸样，听到四次"哔"声，移开标本	避免吸入空气
5. 处理剩余样品将标本扔进生物废品桶	禁止乱扔样品、避免血液滴出污染机器外壳
6. 输入患者信息	必须输入体温和取血样时患者吸氧浓度
7. 等待自动打印	
8. 检查有无错误项目及危机值	
9. 登记将患者床号姓名登记在血气登记本上	方便核对

（六）注意事项

（1）样本要合格。

（2）在输入患者信息时输入体温和吸氧浓度。

（3）不能在关机时取出分析包。

（4）出现故障时及时通知工程师，禁止继续使用。

（七）维护和保养

（1）专人管理仪器。

（2）使用蘸水的湿布擦拭。

七、气压治疗仪的使用

（一）定义

运用间歇压力，通过空气波的反复膨胀和收缩作用，改善血液循环，加强肢体氧合度，解决因血液循环障碍所引起疾病的一种治疗方法，又名空气波压力治疗仪。

（二）目的

缓解神经肌肉疼痛，防止深静脉血栓形成。

（三）适应证与禁忌证

1.适应证

适用于有上、下肢体水肿；偏瘫、截瘫、瘫痪；糖尿病足、糖尿病末梢神经炎；肢体血液循环差；中老年人等。

2.禁忌证

已经有深静脉血栓形成；可疑肺栓塞；静脉炎；充血性心力衰竭引起的下肢水肿或肺水肿；严重的血管硬化或其他局部缺血性血管病等。套筒接触的局部状况的禁忌（开放性伤口、烧伤、断骨、皮炎、坏疽、皮肤近期移植、静脉结扎手术后不久）。

（四）基本原理

利用气压袋对肢体反复压迫和松弛，促进静脉血液和淋巴液回流，能够增加血液循环，恢复肌肉疲劳。

（五）基本结构

小腿套筒、脚套筒、主机、管路。

（六）操作标准

1.操作前准备

（1）评估患者：病情、意识状态及皮肤情况，对清醒患者，告知其目的及方法，取得患者合作。

（2）评估仪器：功能是否良好。

（3）个人准备：着装整洁，仪表端庄，洗手，戴口罩。

（4）用物准备：治疗巾若干、气压治疗仪、消毒液、笔、记录本、手套等。

（5）环境准备：安静、无强光照射、无电磁波干扰。

2.操作步骤

（1）携用物至床旁，遵医嘱核对患者。

（2）帮助患者取合适体位，包裹治疗巾于小腿及足部。

（3）将套筒套于患者小腿及足部。

（4）将仪器挂于床旁，将套筒与管路连接。

（5）插电源，打开开关，仪器进行自检。

（6）监测生命体征。

（7）洗手、记录。

（8）结束治疗：关电源，将套筒与管路断开。将套筒从患者小腿及足部取下。

（9）整理床单元。

（10）洗手记录（特护单）。

一般治疗时间为 30 分钟，小腿退套筒压力 45mmHg±10mmHg，脚套筒压力 150mmHg±10mmHg。

（七）常见报警及处理

常见报警及处理见表 4-12。

表 4-12 气压治疗仪报警及处理

故障	处理
泵未打开	检查电源线是否正确连接
	如有需要，更换保险丝
管道故障	检查管道是否连接到系统上
	检查管路有无纠结或弯曲
	重新启动
套筒故障	检查套筒有无任何泄露
	重新启动

（八）注意事项

（1）对老年人、血管弹性差的患者，压力值应从小开始，逐步增加，直到耐受为止。

（2）治疗过程中多巡视患者，患者如果有麻痹、刺痛的感觉或是腿部受伤，则应移除套筒。

（3）若单肢使用时，可将两个套筒连接到气体管道上，且将不使用的一个放在一边即可。

（九）维护保养

（1）清洁：使用中性的清洁剂定期擦拭外部和空气管道组件，消毒液不能直接喷溅到该设备上。

（2）定点放置，放于通风、干燥、避免阳光直射的地方。

（3）定期检查套筒有无漏气，定时请专业人员进行维修和保养。

（4）定期检查管路有无纠结或弯曲。

（5）有详尽工作记录（患者情况、操作时间、操作状况及机器故障情况等）。

八、PHILIPS HEARTSTART XL 除颤仪使用

（一）目的

用电能来治疗异位性快速性心律失常，使之转复为窦性心律。

（二）基本原理

除颤仪在某些严重快速性心律失常时产生通过心脏的高能量电流脉冲使全部（或大部分）心肌细胞在瞬间同时除极，造成心脏电活动暂时停止，然后由最高自律性起搏点重新主导心脏节律。

（三）基本结构

除颤器基本结构由除颤充电、除颤放电、控制电路、电源及监视装置等五部分组成。

（四）除颤仪能量的选择和安放位置

1.电除颤时双相波和单相波的能量选择

（1）成人双相波形电击的能量设定相当于 200J，单相波形电击的能量设定相当于 360J。

（2）儿童首剂量 2J/kg，后续电击，能量级别应至少为 4J/kg 并可使用更高能量级别，但不超过 10J/kg 或成人最大剂量。

2.电极板放置位置

（1）前侧位：一个电极板放置在左侧第 5 肋间与腋中线交界处，另一电极板放置在胸骨右缘第 2 肋间。

（2）前后位：一个电极板放置胸骨右缘第 2 肋间，另一电极板放置在左背肩胛下面。

（五）操作标准

（1）评估患者：评估患者病情、意识状态、心电图状态及是否有室颤波、皮肤情况。

（2）评估仪器：除颤仪器各功能是否良好。

（3）个人准备：仪表端庄，服装整洁，洗手。

（4）用物准备：除颤仪、导电糊、治疗盘（内有75%乙醇棉球、镊子）、干纱布、棉签。

（5）报告心律情况"需紧急除颤"。

（六）操作步骤

操作步骤见表4-13。

表 4-13 除颤仪操作步骤

步骤	要点说明
1. 核对	
医嘱及患者	确认患者
2. 安置体位	
平卧于硬板床上，充分暴露除颤部位	处于复苏体位
3. 皮肤处理	
清洁皮肤，酒精脱脂擦干	同时去除身上所有金属和其他导电物品
4. 除颤仪准备	
电极板涂抹导电糊，调节参数选择能量开始充电	导电糊涂抹均匀，具体参数根据医嘱调节
5. 电极板安放	
电极板与皮肤紧密安放，压力适当	请他人离开床旁
6. 放电	
按放电按钮电击除颤	须双电极同时放电
7. 除颤结束	
打回监护屏	观察心电示波变化，若不成功再次除颤
8. 整理患者	
擦净皮肤，取舒适卧位	严密监测心率变化
9. 整理用药	
清洁除颤仪电极板	用物整理归位，关闭除颤仪
10. 洗手、记录	

（七）注意事项

（1）在准备电击除颤同时，做好心电监护以确诊心律失常类型。

（2）定时检查除颤仪性能，及时充电。

（3）电极板安放位置要准确，并应与患者皮肤密切接触，保证导电良好。

（4）电击部位皮肤可有轻度红斑、疼痛，也可出现肌肉痛，3~5天后可自行缓解。

（5）对于能明确区分 QRS 波和 T 波的室速，应进行同步电复律，无法区分者，采用非同步电除颤。

（八）维护和保养

1.电池的充电与更换

电池需要日常或定期的维护与保养，有助于延长电池的使用寿命。充电时间 15 小时达到 100％，由 LED 指示。约 3 小时达到 90％，由 LED 指示。电池容量为可进行 100 分钟。ECG 监护或 50 次全能量放电，或在起搏时 75 分钟的 ECG 监护。

2.仪器工作状态的判断

将仪器与交流电源断开，打开仪器开关，在仪器完成自检后，即可判断仪器的工作状态。

3.电容维护

电路结构包括充电电路、放电电路及其控制电路，在使用频次较低的情况下，电容需要定期维护。

九、血糖仪的使用

（一）定义

用于监测血糖的仪器叫作血糖仪。

（二）目的

准确检测出患者当前的血糖水平。

（三）基本原理

血糖测试都是以酶学反应为基础的，主要原理分为电化学和光化学。

（四）基本结构

主机（显示屏、开关、测试口、记忆键）、针、测试纸。

（五）操作标准

1.操作前准备

（1）个人准备：仪表端庄，服装整洁，洗手，戴口罩。

（2）用物准备：治疗盘内放 75％乙醇、血糖仪、血糖试纸、密码牌、采血笔和（或）采血针、无菌棉签、弯盘、记录本、笔、洗手液、病历（以稳步血糖仪为例）。

（3）评估仪器：①检查试纸条和质控品储存是否恰当；②检查试纸条的有效期及条码是否符合；③清洁血糖仪；④检查质控品有效期。

（4）患者准备：评估患者身体状况及确认患者是否空腹或餐后2小时血糖测定的要求。向患者解释末梢血糖监测目的及注意事项，取得配合。评估穿刺部位无皮疹、瘢痕、破溃及硬结。

2. 操作步骤

操作步骤见表4-14。

表4-14 血糖仪操作步骤

操作步骤	要点说明
1. 核对	
医嘱及患者	确认患者
2. 体位	
舒适体位	患者彻底清洁双手，采血手臂下垂10～15分钟，利于采血
3. 开机自检	显示屏依次显示"88.8"、上次血糖值、代码并显示采血标志
4. 核对血糖仪与试纸密码	血糖仪代码必须与试纸密码一致，否则影响结果准确性
5. 选择穿刺部位	
指尖、手臂、耳垂	手指尽量选择环指
6. 备采血针（笔）	检查采血笔功能是否正常
7. 再次查对，消毒待干	待乙醇干透以后再取血，以免乙醇混入血液，影响血糖值
8. 采血	
棉签按压1分钟	（1）采血针对手指指尖两侧采血 （2）将血滴和试纸黄色反应区的前沿相接触，试纸就会自动吸收血样 （3）屏幕中沙漏标志闪烁，说明试纸中的血样已足够 （4）不要涂血，以免手上的油脂影响测定结果 （5）不要触摸试纸条的测试区和滴血区
9. 血糖仪保持平稳勿移动倾斜	稳步血糖仪中将血样滴在试纸橘红色的测试区中央，待纸条背面"血量确认圆点"完全变蓝，将试纸重新插入血糖仪，约10秒后显示监测结果
10. 读取血糖值	结果告知，再次核对，向患者交代注意事项。结果如有疑问进行复测或更换血糖仪监测
11. 整理用药	患者舒适卧位，分类处理用物，仪器清洁备用
12. 洗手、记录	记录血糖值，根据结果进行相应处理

（六）常见报警及处理

测量范围1.1～33.3mmol/L。过高时显示屏会显而"Hi"过低时显示屏会显示"Lo"。如果血糖监测结果异常，重新进行检测（更换血糖仪并检查电源是否充足，避开输液侧，血滴是否合适）。血糖仪具有存储功能，便于查询记录。

（七）注意事项

（1）必须配合同一品牌的试纸，使用时手不要碰触试纸条的测试区，并注明开瓶日期。不用过期（有效期3个月）的试纸条。

（2）将试纸条储存在原装盒内，不能在其他容器中盛放。

（3）试纸要放在干燥、避光的地方密闭保存。

（4）用乙醇消毒，待乙醇干透以后再取血，以免引起误差。

（5）采血量必须足以完全覆盖试纸测试区。

第三节 其他操作

一、氧气疗法

（一）定义

氧气疗法简称氧疗，是指通过给氧，提高动脉血氧分压（PaO_2）和动脉血氧饱和度（SaO_2），增加动脉血氧含量（CaO_2），纠正各种原因造成的缺氧状态，促进组织新陈代谢，维持机体生命活动的一种治疗方法。

（二）缺氧的分类和氧疗的适应证

1. 低张性缺氧

主要特点为动脉血氧分压降低，动脉血氧含量减少，组织供氧不足。由于吸入氧分压过低，外呼吸功能障碍，静脉血分流入动脉血引起。常见于高山病、慢性阻塞性肺疾病、先天性心脏病等。

2. 血液性缺氧

由于血红蛋白数量减少或性质改变，造成血氧含量降低或血红蛋白结合的氧不易释放所致。常见于贫血、一氧化碳中毒、高铁血红蛋白血症等。

3. 循环型缺氧

由于组织血流量减少使组织供氧量减少所致。其原因为全身性循环性缺氧和局部性循环性缺氧。常见于休克、心力衰竭、大动脉栓塞等。

4. 组织性缺氧

由于组织细胞利用氧异常所致。其原因为组织中毒、细胞损伤、呼吸酶合成障碍。常见于氰化物中毒、大量放射线照射等。

（三）缺氧或低氧血症的程度判断

（1）临床上缺氧与低氧血症并不是完全等同的定义，患者可能有缺氧但不一定有低氧血症。当血红蛋白正常时，可根据 PaO_2 和 SaO_2 来判断缺氧的程度，将缺氧分为轻、中、重三度。

①轻度缺氧：可无发绀。$PaO_2 > 6.67kPa$（50mmHg），$SaO_2 > 80\%$，无发绀，一般不需要氧疗。如有呼吸困难，可给予低流量低浓度（氧流量 1~2L/min）氧气。

②中度缺氧：PaO_2 4~6.67kPa（30~50mmHg），SaO_2 60%~80%，有发绀、呼吸困难，需氧疗。

③重度缺氧：$PaO_2 < 4kPa$（30mmHg），$SaO_2 < 60\%$，显著发绀、呼吸极度困难、出现三凹征，是氧疗的绝对适应证。

（2）临床上习惯用 PaO_2 和 SaO_2 来判断缺氧的程度，但并不能准确反映组织缺氧情况，混合静脉血氧分压（PvO_2）和外周血乳酸盐浓度可评估组织缺氧。PvO_2 正常值为 37~42mmHg。

$PvO_2 < 20mmHg$ 出现细胞功能障碍，低于 12mmHg 的患者数分钟内死亡。正常人血乳酸含量为 0.6~1.8mmol/L，如持续在 5mmol/L 以上，即可作为组织缺氧的指标。

（四）氧疗的禁忌证

无特殊禁忌证。百草枯中毒及使用博来霉素者应慎用，因前者使用高浓度氧会增加其毒性作用，后者可加重其肺炎样症状及肺纤维化。

（五）缺氧对机体的影响

正常健康人的 PaO_2 高于 90mmHg，60 岁的老年人不低于 80mmHg。当 $PaO_2 < 60mmHg$ 时即诊断为呼吸衰竭，$PaO_2 < 50mmHg$ 时可出现发绀，$PaO_2 < 40mmHg$ 时，即相当于混合静脉血氧分压，氧向组织的弥散发生困难，$PaO_2 < 30mmHg$ 时，则导致细胞膜、线粒体和溶酶体受损，心、脑、肾等重要脏器细胞内的正常氧化代谢就发生严重障碍。若不立即纠正，必将导致器官组织细胞严重损害，甚至危及生命。

（六）氧疗的种类

（1）控制性氧疗：指吸入氧浓度控制在 24%~35%，故称低浓度氧疗，适用于缺氧伴二氧化碳潴留的呼吸衰竭患者。此类患者由于其呼吸中枢对血中二氧化碳浓度变化的敏感性降低，其呼吸主要靠低氧血症对外周化学感受器反射性的兴奋呼吸中枢增加通气。当吸氧使血氧分压增加而对化学感受器的兴奋作用减弱时，患者的自主呼吸将受到抑制，使肺泡通气量降低，导致二氧化碳潴留。

（2）非控制性氧疗：对给氧的浓度无严格的限制，主要根据病情来调节，适用于缺氧而不伴有二氧化碳潴留的患者，如心功能不全、休克、贫血等患者，是临床上常用的给氧方法。一般吸入氧浓度为35％～60％，又称中浓度氧疗。

（3）高浓度氧疗：指吸入氧浓度＞60％的氧疗。适用于弥散障碍、严重 V/Q 比例失调、右向左分流、急性呼吸、心搏骤停、一氧化碳中毒等所致的严重缺氧，但不伴有二氧化碳潴留患者。对于限制性通气障碍患者，如重症肌无力、大量胸腔积液等，也可吸入高浓度氧来解除严重低氧血症以改善缺氧。此类患者可短时间吸入高浓度氧，以便使 PaO_2 和 SaO_2 分别提升至 60mmHg 和 90％，避免组织细胞发生不可逆的改变。病情稳定后，应将吸入氧浓度降至40％以下，以防止氧中毒。

（七）氧疗的方法

一般将给氧方法分为有创伤性和无创伤性两大类。

1. 无创给氧方法

无创给氧方法见表 4-15。

表 4-15 无创给氧的方法

方法	原理	优点	缺点
鼻导管或鼻塞给氧	氧气通过鼻塞或鼻导管，经由上呼吸道直接进入肺内，可用公式计算：FiO_2（ ％）$= 21 + 4 \times$ 氧流量（L/min），常用氧流量为 2～3L/min	简单、经济、安全，多数患者易于接受	FiO_2 不恒定，易于堵塞。局部刺激作用，使鼻黏膜干燥、痰液黏稠。氧流量大于 7L/min 时，患者多不能耐受
简单面罩	简单给氧面罩盖在口鼻之上，一侧注入氧气，呼气则从面罩的两侧逸出，面罩的容量宜小，以减少重复呼吸气量。FiO_2 取决于氧流量和患者的通气量，常用氧流量为 5L/min，超过 8L/min 时，因储备腔未变，FiO_2 增加很少	适用于严重缺氧而无二氧化碳潴留的患者，能提供较好的湿化	影响患者进食和咳嗽，面罩易移位和脱落，呼出气体易积聚在面罩内被重复吸入，导致二氧化碳蓄积
附贮气袋的面罩	在简单面罩的基础上装一个贮气袋，用时将面罩系紧，保持贮气袋内有适当的氧。在呼气或呼吸间歇期间，氧气进入贮气袋，当吸气时主要由贮气袋供氧	与简单面罩相比其优点是用较低浓度的氧为患者提供较高的 FiO_2	
文丘里面罩	面罩是根据 Venturi 原理制成，即氧气通过狭窄的孔道进入面罩时，在喷射气流的周围产生负压，携带一定量的空气从面罩侧面开口处或喷射器开口处进入，是一种能控制氧浓度的面罩	无重复呼吸，耗氧量小，不需要湿化。吸入氧浓度恒定，不受患者张口呼吸的影响	Venturi 面罩虽也可以提供40％以上的吸入氧浓度，但不如低 FiO_2 时准确

2. 有创给氧方法——经气管给氧

经气管给氧见表4-16。

表 4-16 经气管插管给氧

方法	适应证	优点	缺点
经气管插管或气管切开给氧	主要适用于肺部感染严重、呼吸道分泌物多或黏稠不易排出的患者；也可用于昏迷或意识障碍不能主动排痰的患者	氧疗效果好，有利于呼吸道分泌物的排除，保持呼吸道通畅	对患者损伤大，给患者带来痛苦
呼吸机给氧	适用于需要机械通气装置的缺氧患者	高档呼吸机均设有空氧混合器，提供准确、稳定、温度及湿度合适的氧，任何通气模式均可供氧。最大限度提高 FiO_2，纠正多种类型的缺氧	少数患者出现人-机对抗

（八）氧疗的不良反应

1. 二氧化碳潴留

COPD 合并呼吸衰竭的患者，由于长期 $PaCO_2$ 升高，呼吸中枢对二氧化碳刺激的敏感性降低。呼吸主要靠低氧血症对颈动脉窦和主动脉体的化学感受器的刺激作用，高浓度氧的吸入，使 PaO_2 升高，失去对外周化学感受器的刺激作用，患者呼吸受到抑制，进一步加重二氧化碳潴留。对这类患者应严格低流量持续长期给氧。

2. 吸收性肺不张

正常人呼吸空气时，肺内含有大量不被血液吸收的氮气，肺泡内的氧被吸收后留下氮气以维持肺泡不致萎陷。当吸入高浓度的氧后，肺泡内的氮气被氧稀释，肺泡内氧分压升高。当呼吸道不完全阻塞时，在吸入较高浓度氧后，局部肺泡内的氧被吸收后，易出现肺泡萎陷发生肺不张。预防措施主要包括：FiO_2 尽量小于 60%，应用机械通气可适当加用 PEEP，鼓励患者排痰，保持呼吸道通畅。

3. 氧中毒

（1）氧中毒是氧疗最主要的不良反应，是指在常压下较长时间吸入高浓度氧（>60%）或在高压下（>1个大气压）呼吸100%氧所引起的一系列中毒反应的总称。这些中毒反应随着 FiO_2 升高和持续时间的延长而增加。

（2）氧中毒的临床表现：肺部出现急性气管、支气管炎、急性肺损伤乃至急性呼吸窘迫综合征，表现为胸痛、咳嗽、极度呼吸困难，即使浓度吸氧也不能缓解，并伴有发绀、面色潮红、PaO_2 下降等症状。中枢神经系统主要表现为口唇、肌肉抽搐、惊厥、癫痫样发作、出汗等。

（九）氧疗的撤离

（1）氧疗的目的是提高 PaO_2，纠正低氧血症，保证组织细胞得到适度的氧供，以维持和恢复其功能。一般只要 PaO_2 达到并稳定在 60mmHg，SaO_2 就能达到 90％以上而满足机体的生理需要，因此呼吸空气时，$PaO_2 > 60mmHg$ 即可停止吸氧。

（2）适应证：①神志清楚，病情稳定，精神状态良好；②发绀消失；③血气分析结果满意，$PaO_2 > 60mmHg$，$PaCO_2 < 50mmHg$，并保持稳定；④呼吸平稳，无呼吸困难症状；⑤心率较前减慢，循环稳定；⑥慢性疾病急性加重期基本控制，转为临床缓解期。

（十）氧疗的监护技术

1.控制氧浓度和流量

根据实际情况选择合适的给氧装置，正确操作，保证给氧浓度正确。其中保持气道通畅是氧疗的关键。还应根据病情调整氧流量或浓度，不能随意更改，并在氧疗过程中严密监测，防止意外误调。

2.防止并发症

严密观察患者面部皮肤和鼻黏膜情况，防止面部压伤和鼻黏膜出血等。观察患者有无氧疗并发症。面罩吸氧患者应保持呼吸通畅，防止窒息。

二、气道湿化

（一）气道湿化的重要性

1.气道湿化不足

（1）气道纤毛和黏液腺破坏。

（2）假复层柱状上皮和立方上皮的破坏和扁平化。

（3）基膜破坏。

（4）气管、支气管黏膜细胞膜和细胞质变性。

（5）细胞脱落、黏膜溃疡、气道损伤后反应性充血。

（6）最终会导致黏膜纤毛清除功能受损，小气道塌陷，肺不张，损伤的程度与无湿化气体通气时间成正比。

2.过度湿化

湿化器温度过高可引起气道黏膜温度过高或烧伤，导致肺水肿和气道狭窄。

（二）理想的湿化器应当具有以下特点

（1）吸入气管的气体温度为 32~36℃，含水量 33~43g/m³（43g/m³ 即 37℃时相对湿度为 100％）。

（2）在较大范围的气体流量内，气体的湿度和温度不受影响，特别是高流量气体通气时。

（3）容易使用和保养。

（4）多种成分混合的气体都可以湿化。

（5）自主呼吸和控制通气都可以使用。

（6）具有自身安全机制和报警装置，防止温度过高、过度脱水和触电。

（7）本身的阻力、顺应性和无效腔不会对自主呼吸造成负面影响。

（8）吸入的气体能保持无菌。

（三）湿化液的选择

（1）半张盐水 250mL ＋氨溴索。为减少患者的耐药情况，用半张盐水湿化使之接近生理盐水，对气道无刺激作用，特别是气道高反应状态。而生理盐水浓缩后形成高渗状态，引起支气管肺水肿，不利于气体交换。

（2）半张盐水＋氨溴索＋利多卡因。主要适用于支气管哮喘和 COPD 的气道高反应状态，应用利多卡因局部麻醉作用，达到松弛血管、支气管平滑肌，从而改善痉挛状态。

（3）气管内有鲜血者可用肾上腺素湿化达到止血的目的。

（4）1.25％SB（蒸馏水＋ 5％SB50mL）。确定患者确实是霉菌感染（有细菌培养为证）应用碱性湿化。

（四）气道湿化标准

1. 湿化的前提

保证充足的液体入量。液体入量随病情不同而不同，机械通气时，液体入量保持2500~3000mL。

2. 痰液黏稠度的判断及处理

（1）Ⅰ度（轻度）：如米汤或泡沫样，吸痰后玻璃接头上无痰液附着。提示感染轻，如痰液量过多，需减少滴入量或湿化。

（2）Ⅱ度（中度）：较Ⅰ度黏稠，吸痰后玻璃接头上有少许痰液附着，易冲洗干净。提示感染重，如白色黏稠加强湿化。

（3）Ⅲ度（重度）：外观明显黏稠，带黄色，吸痰后玻璃接头内滞留大量黏痰，不易冲洗干净。提示感染严重，加强抗感染。极黏稠痰液，提示气道过干或补充水分。

3. 湿化方法

（1）电热恒温湿化器：电热恒温湿化器可以加温湿化吸入管道的气体，预防气道水分丢失过多所至的分泌物黏稠和排出障碍。

（2）气道内间断推注法：临床常用注射器取湿化液 3~5mL，取下针头后将湿化液直接滴入人工气道，常在吸痰前推注。

（3）气道内持续滴注法：传统持续法是以输液管持续滴注，目前临床应用微量注射泵或输液泵持续注入较多见，因为二者具有定时定量持续湿化的作用，成本低、操作简单，能有效防止痰痂的形成。

（4）雾化吸入：通过文丘里效应将药物水溶液雾化送入气道后在局部发挥药物作用。

（5）人工鼻：人工鼻又称温 - 湿交换过滤器，是利用人体呼出气体的温度与水分来加温湿化吸入的气体，同时对细菌有一定的过滤作用。

三、呼吸机雾化吸入使用

（一）定义

应用呼吸机使经雾化装置的液体变成微小的雾粒或雾滴悬浮吸入气道中，使气湿化和药物吸入呼吸道达到治疗的目的。

（二）目的

（1）治疗呼吸道感染，消除炎症和水肿。

（2）解痉。

（3）稀释痰液，帮助祛痰。

（三）基本原理

雾化吸入疗法是利用射流原理，将水滴撞出为微小雾滴悬浮于气体中，形成气雾剂输入呼吸道内。气雾作用主要取决于气体的流速和雾化颗粒大小。

（四）适应证

（1）气管内插管或气管切开术后，通过雾化吸入以湿化气道，加入适当抗菌药物预防或控制肺部感染。

（2）上呼吸道急慢性炎症，如咽喉炎、气管炎。

（3）肺气肿、肺心病合并感染、痰液黏稠、排痰困难或有支气管痉挛呼吸困难者。

（4）支气管哮喘急性发作者。

（5）支气管及肺部化脓性感染，如支气管扩张症、感染、肺脓肿等痰液黏稠、不易咳出者。

（五）操作标准

1.操作前准备

（1）评估患者：评估患者神志、生命体征，呼吸机模式及参数，听诊双肺呼吸音。

（2）环境准备：整洁、安静、舒适。

（3）操作者准备：仪表端庄，着装整齐，洗手，戴口罩。

（4）用物准备：呼吸机雾化吸入装置1套（雾化药液罐、管道）、注射器、治疗巾或患者毛巾、听诊器、可控式吸痰管、洗手液、护理记录单、笔、按医嘱准备药液。

（5）患者准备：向清醒患者解释目的、注意事项，以取得配合。

2.操作步骤

操作步骤见表4-17。

表4-17 呼吸机雾化吸入操作步骤

步骤	要点说明
1.检查 雾化吸入装置，遵医嘱将药液稀释，注入雾化器的药杯内	使用前检查雾化吸入器连接是否完好，有无漏气，呼吸机雾化功能是否良好
2.核对 携用物至患者床旁，核对医嘱及患者	确认患者
3.连接 一端连接呼吸机雾化口，一端连接呼吸机管路Y型口	避免雾化罐倾斜、倒转，防止药液漏出
4.调节呼吸机 在【配置】菜单中（2/4）调节FLOW MONTORING为OFF，撤除流量传感器	FLOW MONITORING为（流量监测），注意保护
5.开始雾化 按【雾化键】开始，呼吸机面板上雾化灯亮	雾化时间为20分钟上，观察患者生命体征变化及雾化效果
6.结束雾化 按静音键撤除雾化罐	呼吸机面板雾化灯灭

步骤	要点说明
7. 调呼吸机	
在【配置】菜单中（2/4)调节 FLOW MONTORING 为 ON，安装流量传感器	打开流量监测，屏幕显示流量传感器标定通过
8. 翻身拍背	
用大小鱼际由下向上，由外向内拍	叩背时严格掌握操作手法，使痰液有效排出
9. 吸痰	
经人工气道、口鼻腔将呼吸道的分泌物吸出，以保持呼吸道通畅	吸痰前在呼吸机面板按吸痰键，吸纯氧3分钟，吸痰过程中掌握无菌、无创、快速、有效原则
10. 肺部听诊	
肺部情况有明显改善，痰鸣音减少	观察患者呼吸机参数及血氧饱和度变化确认患者
11. 整理床单位整理用物	帮患者取舒适体位
12. 记录	
洗手，记录	记录患者生命体征情况、痰液性质及量

（六）注意事项

（1）所需雾化罐须与呼吸管道相配套。

（2）雾化装置须接在患者吸气端。

（3）注意保护流量传感器（价格昂贵、内置导丝极易断）。

（4）一次雾化呼吸机大约为20分钟，若药液仍有剩余，可再一次按雾化键开始。

（5）雾化过程中观察有无气雾及呼吸机有无工作。

（七）其他呼吸机与 SAVINA 比较

（1）EVITA2 在标定预设置中流量调节 FLOW 为 OFF。

（2）EVITA4 在报警限值中监测调节 FLOW 为 OFF。

（3）西门子与 PB840 无雾化功能，必须接氧驱雾化。

第五章 静脉输液治疗护理技术

第一节 静脉注射操作流程

一、操作目的和适应证

（1）药物不宜口服、皮下注射、肌内注射或需迅速发挥药效时。

（2）药物因浓度高、刺激性大、量多而不宜采取其他注射方法。

（3）注入药物进行某些诊断性检查。

（4）静脉营养治疗。

二、操作前评估

（一）评估

对患者的年龄、病情、心肺功能、意识、用药史、不良反应史、过敏史、血管及皮肤情况、凝血功能等进行评估；评估患者对静脉输液及血管通路器材的认知程度、合作程度以及经济承受能力；评估药物的性质、用药目的。

（二）解释及告知

向患者及家属解释药物名称、用药目的、用药计划、常见的副作用及输注过程中的注意事项。

三、操作步骤

（一）准备

1.操作者准备

着装规范、洗手。

2.患者准备

排空大小便，知晓相关注意事项。

3.核对

医嘱和药物（液体和药物名称、剂量、用法、有效期，是否混浊、变质）。

4.用物准备

核对单、执行单、治疗盘、治疗巾、药物、头皮针、无菌注射器、皮肤消毒剂、棉签、胶布、砂轮、治疗碗、止血带、快速手消毒液、手套。

（二）配药

锯安瓿→消毒→掰开→选择合适注射器→抽取药液→排气→置于治疗盘内。

（三）选静脉

（1）查对患者身份（至少两种身份识别方式），协助患者取合适体位。

（2）戴手套。

（3）选择合适血管。

（4）在穿刺点上方6cm处扎止血带。

（四）消毒

1.范围

以穿刺点为中心，直径5cm的圆内。

2.方法

以穿刺点为中心，由内向外螺旋式消毒2遍。

（五）排气

根据需要更换针头、连接头皮针→再排气→排出的药液盛于治疗碗内查对。

（六）查对、进针

（1）查对。

（2）进针：针尖斜面向上与皮肤约成20°角进针→见回血后降低角度再进少许→松止血带。

（七）固定、推药

固定头皮针缓慢推药，边推边观察。

（八）拔针

（1）棉签置于穿刺点处，快速拔针，沿静脉走向按压。

（2）脱手套，洗手。

（九）执行签名

再次查对后，在执行单签名，并记录时间。

（十）整理

（1）整理床单位。

（2）协助患者取舒适体位。

（3）整理用物、分类处理。

（4）洗手，记录。

四、注意事项

（1）选择合适的静脉，一般选择粗、直、弹性好、无静脉瓣的血管。

（2）根据治疗目的和药物性质，选择不同类型的穿刺针。

（3）根据患者的病情、年龄和药物的性质，调节注射速度。对于特殊人群（危重、心血管疾病、患儿、心肺功能不良的老年患者）及使用特殊药物（如多巴胺、胺碘酮等）的患者，建议使用输液泵控制速度，并根据患者的血压、心功能情况调整输液速度。

五、健康教育

（1）指导凝血功能障碍者适当延长按压时间，并观察穿刺口情况。

（2）指导患者采血后当天勿用采血肢体提拿重物。

（3）如有血肿时，勿按揉，勿热敷血肿。

六、效果评价

（1）患者及家属对护士所做的操作、解释及护理措施表示理解和满意。

（2）未发生并发症。

第二节 真空试管采血操作流程

一、操作目的和适应证

留取静脉血标本进行化验，为临床诊断与治疗提供依据。

二、操作前评估

（一）评估

对患者的病情、意识、治疗情况、饮食情况、预采血的肢体活动及血管情况、周围皮肤情况、凝血功能、过敏史、沟通理解能力及合作程度等进行评估。

（二）解释及告知

向患者及家属解释采血的目的、采血项目、注意事项及配合要点。

三、操作步骤

（一）准备

1. 操作者准备

着装规范、洗手。

2. 患者准备

排空大小便，知晓相关注意事项。

3. 核对

医嘱、检验项目、采血试管与检验标签是否相符。

4. 用物准备

已贴检验标签的试管、采血针、皮肤消毒剂、止血带、手套、棉签、快速手消毒液、分隔标本盒。

（二）选静脉

（1）查对：采取至少两种身份识别方式与试管同时核对，协助患者取合适体位。

（2）戴手套。

（3）评估局部皮肤、血管状况，选择血管。

（4）在穿刺点上方 6cm 处扎止血带。

（三）消毒

1. 范围

以穿刺点为中心，直径 5cm 的圆内。

2. 方法

以穿刺点为中心，由内向外螺旋式消毒 2 遍。

（四）查对、进针

（1）查对：至少两种身份识别方式。

（2）进针前嘱握拳，与皮肤成15°～30°角进针，见回血固定。

（五）采血

每支试管采血后立即摇匀，上下摇匀至少3次。

（六）拔针

（1）松止血带。

（2）拔针按压，特殊情况（如有凝血功能障碍者或采动脉血时）要延长按压时间。

（七）查对

检查医嘱、检验标签、床号、姓名。

（八）整理

（1）整理床单位。

（2）协助患者取舒适体位。

（3）整理用物，分类处理，脱手套，洗手。

（4）戴手套扫描标本，执行签名，送检，脱手套，洗手。

四、注意事项

（1）多支试管采血顺序：血培养管→凝血管→血沉管→ACD管→血清分离胶管→干燥管→肝素钠管→EDTA管→氟化钠管。

（2）条形码按要求粘贴，检查检验标签时要注意核对床号、姓名，标本种类、试管类型、抽血量等。

（3）配血时要双人床边查对并签名。

（4）扫描标本时，拿试管的手要戴手套，注意勿污染其他物品。

（5）应避免在患有淋巴水肿，与放射治疗相关的血液循环受损、瘫痪或脑血管意外引起轻偏瘫的上肢、输液侧肢体采血。

（6）并发症及预防：①晕针、晕血做好解释工作，指导其放松，对有晕针史患者抽血时采取平卧位，防止晕针后摔伤；熟练掌握操作技术，减少疼痛的刺激。②皮下出血、血肿操作前评估患者凝血功能；准确按压注射部位，凝血功能障碍者适当延长按压时间。③皮肤划伤预防操作前评估，对不能合作的患者，需双人或多人配合；熟练掌握抽血技术。

第三节 头皮针静脉输液操作流程

一、操作目的和适应证

（1）纠正水和电解质失调，维持酸碱平衡。

（2）补充营养，供给热能。

（3）输入药物，治疗疾病。

（4）增加血容量，维持血压。

（5）利尿消肿。

二、操作前评估

（一）评估

对患者年龄、病情、自理及合作程度进行评估。评估血管情况：是否有弹性，局部是否有硬结、皮疹；药物性质、药物对血管的影响；治疗计划，过敏史，输液史。

（二）解释

向患者及家属解释输液的目的、方法、注意事项及配合要点。

三、操作步骤

（一）准备

1. 操作者准备

着装规范、洗手。

2. 患者准备

排空小便，知晓相关注意事项。

3. 核对

医嘱、检查液体和药物名称、剂量、用法、有效期、是否混浊、变质。

4. 用物准备

软包装液体1袋（或瓶装液体1瓶）、输液篮、药物、输液管、头皮针、输液贴（胶布、小纱）、止血带、皮肤消毒剂、棉签、砂轮、治疗碗、手表、医嘱核对单、输液执行单、手套。

（二）配药

（1）双人核对。

（2）配药。

（三）悬挂补液

（1）查对患者（至少两种身份识别方式）、协助患者取合适体位。

（2）消毒输注口。

（3）插入输液管，悬挂于输液架上。

（四）排气

（1）第一次排气不排出药液。

（2）检查输液管内有无气体，排尽管内小气泡。

（3）准备输液贴。

（五）选静脉

（1）戴手套。

（2）选择合适血管。

（3）在穿刺点上方6cm处扎止血带，开口向上。

（六）消毒

1.范围

以穿刺点为中心，直径5cm的圆内。

2.方法

以穿刺点为中心，由内向外螺旋式消毒2遍。

（七）再次排气

取下针套，排气，排出的药液盛于治疗碗内。

（八）查对、进针

（1）查对。

（2）进针：嘱握拳→与皮肤成20°角进针→见回血，降低角度再进少许→松止血带→嘱松拳→打开调节器。

（九）固定

（1）固定输液贴：针翼→穿刺点→头皮针软管。

（2）脱手套，洗手。

（十）调节滴速

根据患者病情、年龄、药物性质、医嘱要求调节滴速。

（十一）查对、签名

查对、签输液执行单。

（十二）整理

（1）整理床单位。

（2）协助患者取舒适体位。

（3）整理用物、分类处理。

（4）洗手，记录。

四、注意事项

（1）根据病情需要，做好输液计划，如需加入药物，应合理安排，以尽快达到输液目的，注意配伍禁忌。

（2）输液前应排尽输液管及针头内空气；及时更换溶液或拔针，严防造成空气栓塞。

（3）根据患者年龄、病情、药物性质、医嘱要求等调节滴速。成人一般每分钟40～60滴。年老、体弱、婴幼儿一般每分钟不超过20滴。

五、健康教育

（1）向患者说明不可自行随意调节滴速以免发生意外。

（2）向患者介绍常见输液反应的症状及防治方法，一旦出现，应及时告知护士。

（3）注意保护穿刺部位和合理使用静脉。

第四节 静脉留置针的操作流程

一、操作目的及操作适应证

（1）纠正水和电解质失调，维持酸碱平衡。

（2）补充营养，供给热能。

（3）输入药物，治疗疾病。

（4）增加血容量，维持血压。

（5）利尿消肿。

（6）保护血管，减少穿刺损伤。

二、操作前评估

（一）评估

对患者年龄、病情、自理及合作程度进行评估。评估血管是否有弹性，局部是否有硬结、皮疹；评估药物性质、药物对血管的影响；评估治疗计划，过敏史，输液史。

（二）解释

向患者及家属解释输液的目的、方法、注意事项及配合要点。

三、操作步骤

（1）准备

①操作者准备：着装规范、洗手。

②患者准备：排空大小便，知晓相关注意事项。

③核对：液体和药物名称、剂量、用法、有效期、是否混浊、变质。

④用物准备：软包装液体 1 袋（或瓶装液体 1 瓶）、输液篮、药物、输液管、静脉留置针、肝素锁或无针接头、透明敷料、冲管液、止血带、皮肤消毒剂、棉签、砂轮、治疗碗、手表、医嘱核对单、输液执行单、手套。

（2）备药：消毒输注口、配药、插输液管、排气。

（3）选静脉：①查对患者身份（至少两种身份识别方式）、协助患者取合适体位。②戴手套。③选择粗直、血流量丰富的静脉，避开静脉瓣，首选头静脉。

（4）消毒：①范围：以穿刺点为中心，直径 8cm 的圆内；②方法：以穿刺点为中心，由内向外螺旋式消毒 2 遍。

（5）选择留置针：根据患者病情及血管情况选择合适型号，准备敷料。

（6）连接、排气：连接留置针，排气。

（7）再消毒：扎止血带，再次消毒，嘱握拳。

（8）松动套管。

（9）查对、进针。①查对（至少两种身份识别方式）。②进针：在消毒范围内 1/2 或 2/3 处，夹紧双翼以 15°～30°角进针，见回血后压低角度（成 5°～15°角），再进约 0.2cm。③退针芯：松开两翼并用示指、中指固定，另一手退针芯 0.5～1cm，将软管全部送入血管（第四代留置针一手退针芯 0.5～1cm，另一手将软管全部送入血管）。④拔针芯：示指、中指固定两翼，另一手将针芯全部拔出，松止血带，嘱松拳，打开调节器。

（10）固定：①透明敷料以穿刺点为中心，无张力粘贴，塑形固定。②延长管与穿刺血管呈 U 形固定（Y 形接口勿压迫穿刺的血管）。③注明穿刺日期、时间及操作者姓名。

（11）调速：根据患者病情、年龄、药物性质、医嘱要求调节滴速。

（12）查对、签名。查对、签输液执行单。

（13）整理：①整理床单位；②协助患者取舒适体位；③整理用物、分类处理；④洗手，记录。

四、注意事项

（1）密切观察患者生命体征的变化及局部情况每次输液前后，均应检查穿刺部位及静脉走向有无红肿，并询问患者有无疼痛与不适。如有异常情况，应及时拔除导管并作相应处理对仍需输液者应更换肢体另行穿刺。

（2）对使用静脉留置针的肢体应妥善固定，肢体活动要适宜，避免湿水。

（3）穿刺部位避免选择下肢。

（4）每次输液前先抽回血，再冲洗导管，如无回血，冲洗有阻力时，应考虑留置针导管堵管，此时应拔出静脉留置针，切记不能用注射器使劲推注，以免将凝固的血栓推进血管，造成栓塞。

（5）冲封管液种类应使用不含防腐剂的 0.9%氯化钠溶液进行冲洗。当药物与氯化钠不相溶时，先使用 5%葡萄糖，然后使用不含防腐剂的 0.9%氯化钠溶液进行冲洗；不使用无菌水冲洗（成年患者：使用不含防腐剂的 0.9%氯化钠溶液进行封管；新生儿和儿童患者：使用 10U/mL 的肝素或不含防腐剂的 0.9%氯化钠溶液进行封管。）

（6）正压封管：将针尖斜面留在肝素帽内，冲管后余 0.5mL 边推注封管液边拔针（带液拔针）。

五、健康宣教

（一）避免用力

外周静脉留置针穿刺侧肢体在不输液时可正常活动，但应避免用力或剧烈活动，如提重物、打球、拧拖把等。一些轻体力劳动和活动，如写字、吃饭、喝水等不受影响。

（二）保持干燥

保持穿刺部位干燥，沐浴时用保鲜膜包裹好，避免穿刺点。

（三）避免下垂

穿刺侧肢体尽量不要长时间下垂，避免血液回流。

（四）先穿后脱

穿衣服时，先穿留有留置针的肢体；脱衣服时，先脱没有留置针的肢体；穿脱衣物过程中，应注意防止衣物勾住留置针，将导管意外带出。

六、效果评价

（1）过程顺利，补液通畅。
（2）操作熟练，速度适中。

第五节 患者使用静脉留置针的宣教

静脉留置针又称静脉套管针。它由不锈钢的针芯、软的外套管及塑料针座组成。穿刺时外套管和针芯一起进入血管中，当外套管送入血管后，抽出针芯，仅将柔软的外套管留在血管中进行输液的一种输液工具。

一、留置针的好处

（1）减轻由于每天穿刺给患者带来的痛苦。
（2）保护血管，减少液体外渗。
（3）保持静脉通道通畅，有利于危重患者的紧急抢救。

（4）方便合理安排用药时间，保证药物效果。

二、留置针使用期间日常注意事项

（一）避免用力

外周静脉留置针留好后，穿刺侧肢体在不输液时可正常活动，但应避免用力或剧烈活动，如提重物、打球、拧拖把等。一些轻体力劳动和活动，如写字、吃饭、喝水等不受影响。

（二）保持干燥

保持穿刺部位干燥，沐浴时用保鲜膜包裹好，避免穿刺点感染。

（三）避免下垂

穿刺侧肢体尽量不要长时间下垂，避免血液回流。

（四）先穿后脱

穿衣服时，先穿留有留置针的肢体；脱衣服时，先脱没有留置针的一侧肢体。穿脱衣物过程中，应注意防止衣物勾住留置针，将导管意外带出。

（五）远端抬高

静脉输液时将远端肢体抬高，以促进静脉回流，穿刺侧肢体上抬与心脏平齐或高于心脏，以利血液回流。

（六）不要拨动

不要拨弄肝素帽或正压接头和小夹子，以防止松脱夹子导致血液回流堵管。

（七）避免受压

睡眠中避免压迫有留置针的肢体。

（八）留置时间

我国的行业标准规定留置时间为 72～96 小时。

三、留置针常见的并发症的处理

静脉留置针的并发症发生率并不高，常见的并发症有静脉炎、静脉血栓、穿刺部位感染、导管堵塞、液体外渗。如患者在留置期间出现以下情况：穿刺部位红、肿、热、痛、瘙痒，导管脱出，导管回血，胶布松脱，请及时通知护士及时处理。

第六章 经外周静脉穿刺中心静脉导管置管技术

第一节 PICC 置管的术前宣教

经外周静脉穿刺中心静脉导管（PICC）置管是指从外周静脉穿刺置入的中心静脉导管，从肘部或上臂静脉置入，沿着静脉的走向前行，最终被送到接近心脏的大血管处，为中、长期静脉输液及化疗用药的患者提供一条方便、安全有效的静脉通路。

一、PICC 的适应证

（1）需要 5 天以上的持续或间歇性静脉治疗。

（2）需要输注刺激性药物和（或）高渗性药物。

（3）需要反复输血、输血制品和抽血。

（4）需要进行胃肠外营养的治疗。

（5）需要化疗的患者。

二、PICC 的优点

（1）PICC 可用于输液、抽血、成分输血、输注化疗药物及其他刺激性大的药物，避免反复穿刺或刺激性大的药物对外周小血管内膜的损伤。

（2）PICC 的置入不受时间、地点限制，可直接在病房由有资质的护士操作，简单、方便。

（3）PICC 因穿刺置管在外周静脉，不会出现血气胸、大血管穿孔、空气栓塞等威胁生命的并发症，穿刺成功率高，穿刺部位肢体的日常活动不受限制。

（4）导管头端直接进入上腔静脉，此处血流量大，药物很快得到稀释，既可避免强刺激性药物对患者静脉造成的损伤，如静脉炎、肿胀甚至局部组织坏死等，又可减少反复穿刺给患者带来的痛苦（一般可留置 1 年）。

（5）导管使输液方便、快捷、安全、有效，导管材料由特殊聚氨酯或硅胶制成，有良好的组织相容性和顺应性，导管非常柔软，不宜折断，置管后患者的生活习惯基本不会受到影响。

三、PICC 穿刺置管的知情同意书

PICC 穿刺置管的知情同意书见图 6-1。

图 6-1 PICC 穿刺置管的知情同意书

×××× 医院 PICC 穿刺置管的知情同意书
PICC 穿刺置管知情同意书
科室 __ 床号 __ 姓名 __ 性别 __ 年龄 __ 住院号 __
诊断 __ 置管日期 __
拟行置管术名称：经外周穿刺中心静脉导管（PICC）置入术
作用：
□确保有效的静脉通路，为安全、及时用药提供保障
□减少反复穿刺静脉，有效保护外周的血管
□避免刺激性药物外渗引起的组织损伤
□避免输注刺激性药物引起的局部疼痛、静脉炎等
□其他
可能发生的并发症：
1. 术中：□置管失败 □局部出血 □周围大动脉损伤或淋巴管损伤 □局部神经损伤 □血胸、气胸 □心律失常 □其他
2. 术后：□导管堵塞 □导管脱出口导管打折 □局部感染 □静脉血栓形成 □其他
负责谈话的护士签名：
年 月 日
我们已详细了解静脉置管术的情况，并同意为患者实施静脉置管术。如不幸出现意外或并发症，我们将表示谅解，并积极配合医生进行治疗。
患者签名：身份证号：
家属签名：身份证号：与患者的关系：
年 月 日
说明：谈话内容应由本院医生 / 护士向患者或家属详细说明，取得充分的理解同意后，双方签名确认负责。

第二节 盲穿方式 PICC 穿刺置管的操作流程

一、操作目的和适应证

（1）确保一条有效的静脉通路，为安全、及时用药提供保障。

（2）减少静脉的反复穿刺，有效地保护外周的血管。

（3）适用于化疗、胃肠外营养等需要长期静脉治疗的患者。

二、操作前评估

（一）评估

对患者年龄、病情、过敏史、意识状态、凝血功能、血管穿刺史、手术史、心理状态、配合程度、治疗方案、药物特性、局部皮肤及血管等情况进行评估。

（二）解释

向患者及家属解释 PICC 置管的目的、方法及优缺点，操作中如何配合，征得患者及家属的知情同意并签署知情同意书。

三、操作步骤

（一）准备

1.操作者准备

着装规范，洗手、戴口罩及帽子。

2.患者准备

排空大小便，知晓注意事项，协助患者取舒适体位。

3.用物准备

PICC 穿刺包、生理盐水、安尔碘皮肤消毒剂、75％的乙醇、止血带、10mL 注射器、20mL 注射器。

（二）测量及体位

（1）选择合适的穿刺部位：首选贵要静脉。

（2）测量置管长度。

（3）测量臂围：测量肘上 10cm 的臂围。

（三）建立无菌区

1.开包

开包，戴无菌手套，铺巾。

2.消毒

先用 75％的乙醇消毒后再用安尔碘皮肤消毒剂消毒（各 3 遍）。

3.铺巾

消毒后更换无粉无菌手套、穿隔离衣、铺巾。

（四）检查导管功能

1.预冲管

用生理盐水预冲导管并检查导管的完整性，检查各配件功能是否完整。

2.预冲接头

用生理盐水预冲连接器、肝素帽或无针接头。

3.药物准备

抽吸生理盐水备用。

（五）穿刺及送管

1.穿刺

见回血，推送外套管，撤针芯。

2.送管

缓慢推送导管，送至预定刻度，撤出穿刺鞘，试抽回血并用 10mL 生理盐水冲管，分离导丝，撤出导丝。

（六）安装连接器及冲封管

1.修剪

修剪导管。

2.安装

安装减压套筒、连接器、肝素帽或无针接头。

3.冲封管

抽回血，冲封管。

（七）固定

1.清洁

清洁穿刺点。

2.固定

摆放好导管并固定，贴敷料。

3.标注

标注置管信息。

（八）整理及记录

1.整理

整理用物、床单位，协助患者取舒适体位。

2. 宣教

交代置管后注意事项。

3. 记录

填写 PICC 置管操作护理记录单；贴条形码，填写《长期护理手册》，交患者保管。

（九）确定管端位置

X 线胸正位片确定导管头端位置。

四、注意事项

（1）选择最佳静脉：首选贵要静脉。

（2）测量长度：穿刺点手臂外展 90°，从穿刺点量起，沿静脉走向至右胸锁关节内缘，反折至第三肋间隙。

（3）消毒范围：以穿刺点为中心，上、下 20cm 环臂消毒。

（4）导管进入约 10cm 时，嘱患者将头转向静脉穿刺侧，使下颌贴近肩部，或者助手按压患者颈内静脉，以防止导管误入颈内静脉。

（5）冲封管要做到脉冲冲管、正压封管。

（6）粘贴透明敷料做到无张力粘贴。

（7）操作过程注意局部按压止血。

（8）置管操作严格执行无菌操作。

（9）上肢 PICC 置管导管头端位置在 T5 ~ T7 之间。

（10）置入 PICC 后要做好机械性静脉炎的预防。

五、健康教育

（1）患者和家属了解 PICC 置管的目的、方法和作用。

（2）患者和家属了解 PICC 置管过程的配合。

（3）患者和家属了解 PLCC 置管过程中的注意事项。

（4）患者和家属了解 PICC 置管后的注意事项。

六、效果评价

（1）护士掌握 PICC 的相关知识，掌握正确置管的技术。

（2）患者和家属掌握 PICC 置管的注意事项。

（3）置管过程顺利，管道固定良好、通畅。

第三节 改良塞丁格技术 PICC 穿刺置管的操作流程

一、操作目的和适应证

（1）确保一条有效的静脉通路，为安全、及时用药提供保障。

（2）减少静脉的反复穿刺，有效地保护外周血管。

（3）适用于化疗、胃肠外营养等需要长期静脉治疗的患者。

二、操作前评估

（一）评估

对患者年龄、病情、过敏史、意识状态、凝血功能、心理状态、配合程度、治疗方案、药物特性、局部皮肤及血管情况等进行评估。

（二）解释

向患者及家属解释置管目的、方法及优缺点，操作中如何配合，征得患者及家属的知情同意并签署知情同意书。

三、操作步骤

（一）准备

1.操作者准备

着装规范，洗手、戴口罩及帽子。

2.患者准备

排空大小便，知晓注意事项，协助患者取舒适体位。

3.用物准备

PICC 穿刺包、塞丁格套件、生理盐水、2%盐酸利多卡因注射液、安尔碘皮肤消毒剂、75%的乙醇、止血带、10mL 注射器、20mL 注射器。

（二）测量及体位

（1）选择合适的穿刺部位：首选贵要静脉。

（2）测量置管长度。

（3）测量臂围：测量肘上 10cm 臂围。

（三）建立无菌区

1. 开包

打开穿刺包，戴无菌手套，铺巾。

2. 消毒

先用 75％的乙醇消毒后再用安尔碘皮肤消毒剂消毒（各 3 遍）。

3. 铺巾

消毒后更换无粉无菌手套、穿隔离衣、铺巾。

（四）检查导管功能

1. 预冲管

用生理盐水预冲导管，检查导管及各配件功能是否完好。

2. 预冲接头

用生理盐水预冲连接器、肝素帽或无针接头。

3. 药物准备

抽吸生理盐水及 2％盐酸利多卡因注射液备用。

（五）穿刺及送管

1. 穿刺

穿刺见回血，推送外套管，撤针芯。

2. 送导丝

沿外套管缓慢送导丝，撤出外套管，保留导丝。

3. 送插管鞘

局部麻醉，扩皮，送插管鞘。

4. 送管

拔导丝和插管鞘芯，送导管。

5. 撤鞘

撤出插管鞘，核对置管长度，试抽回血并冲管，撤出导管内导丝。

（六）安装连接器及冲封管

1. 修剪

修剪导管长度。

2. 安装

安装减压套筒、连接器，连接肝素帽或无针接头。

3. 冲封管

抽回血，冲封管。

（七）固定

1. 清洁

清洁穿刺点。

2. 固定

摆放好导管并固定，贴敷料。

3. 标注

标注置管信息。

（八）整理及记录

1. 整理

整理用物、床单位，协助患者取舒适体位。

2. 宣教

交代置管后注意事项。

3. 记录

填写 PICC 置管操作护理记录单，贴条形码，填写《长期护理手册》，交患者保管。

（九）确定管端位置

拍 X 线片确定导管位置。

四、注意事项

同盲穿法 PICC 穿刺置管，另需注意以下两点。

（1）体外导丝应保留 10～15cm，一定要始终在体外看见导丝的末端，防止导丝全部滑入血管内。

（2）扩皮时，用解剖刀沿导丝上方、与导丝成平行的方向做皮肤切开以扩大穿刺口，注意不能切割到导丝。

五、健康教育

（1）患者和家属了解 PICC 置管的目的、方法和作用。

（2）患者和家属了解 PICC 置管过程的配合。

（3）患者和家属了解 PICC 置管过程中的注意事项。

（4）患者和家属了解 PICC 置管后的注意事项。

第四节 盲穿方式中线导管穿刺置管的操作流程

一、操作目的和适应证

（1）确保一条有效的静脉通路，为安全、及时用药提供保障。

（2）减少静脉的反复穿刺，有效保护外周血管。

（3）适用于 1~4 周输液治疗的患者。

二、操作前评估

（一）评估

对患者年龄、病情、既往史、过敏史、意识状态、凝血功能、心理状态与配合程度进行评估；评估治疗方案、药物特性、患者局部皮肤及血管情况，选择皮肤完好处为穿刺点。

（二）解释

向患者及家属解释中线导管置管的目的、方法及优缺点，操作中如何配合，征得患者及家属的知情同意并签署知情同意书。

三、操作步骤

（一）准备

1. 操作者准备

着装规范，洗手、戴口罩及帽子。

2. 患者准备

排空大小便，知晓注意事项，协助患者取舒适体位。

3. 用物准备

PICC 穿刺包、中线导管、输液接头、肝素钠盐水、无菌生理盐水 100mL、1％聚维酮碘溶液、75％的乙醇、止血带、10mL 注射器、弹力网状绷带。

（二）选择穿刺点

（1）穿刺点：首选贵要静脉，肘窝下 3~4cm。

（2）测量置管长度。

（3）测量臂围：测量时上 10cm 臂围。

（三）建立无菌区

1. 开包

打开穿刺包，戴无菌手套、铺巾。

2. 消毒

范围直径 15～20cm。

3. 铺巾

消毒后更换无粉无菌手套、穿隔离衣、铺巾。

（四）检查导管功能

1. 预冲管

用生理盐水预冲导管，检查各配件功能是否完整。

2. 预冲接头

用生理盐水预冲连接器、肝素帽或无针接头。

3. 药物准备

抽吸生理盐水备用。

（五）穿刺及送管

1. 修剪导管

垂直剪切导管。

2. 穿刺

见回血，推送外套管，撤针芯，送管。

3. 撤出导管鞘

导管置入剩余 5cm 时，完全撤出穿刺鞘。

（六）安装连接器及冲封管

1. 冲管

抽回血后冲洗导管。

2. 撤出导丝

导管送至 0 刻度，撤出导丝。

3. 安装

肝素帽或无针接头。

4. 封管

用生理盐水及肝素钠盐水冲封管。

（七）固定

1. 固定

固定导管，贴敷料。

2. 标注

在胶布上记录操作时间及操作者姓名。

3. 包扎

用弹性网状绷带加压止血。

（八）整理及记录

1. 整理

整理用物、床单位，协助患者取舒适体位。

2. 宣教

交代置管后注意事项。

四、注意事项

（1）选择最佳静脉：粗直、有弹性、充盈、无静脉瓣，首选贵要静脉。

（2）测量置管长度：穿刺手臂外展 45°～90°，从穿刺点量起，沿静脉走向至腋窝水平。

（3）修剪导管时将导丝回撤到预期剪切点后处垂直剪切导管。

（4）在撤出导丝时绝对不能过度用力，阻力可能损坏导管，遇到阻力时，停止导丝撤出，将导管和导丝一起撤出大约 2cm 后，再尝试撤出导丝，重复操作直至导丝能够顺利撤出。

（5）导丝一旦撤出，则推进导管至预定刻度。

（6）其余注意事项参考盲穿方式 PICC 穿刺置管。

五、健康教育

（1）患者和家属了解中线导管置管的目的、方法和作用。

（2）患者和家属了解置管过程，正确配合。

（3）患者和家属了解置管过程中的注意事项。

（4）患者和家属了解置管后的注意事项。

第五节 B 超引导下 PICC 穿刺置管的操作流程

一、操作目的和适应证

（1）确保一条有效的静脉通路，为安全、及时用药提供保障。

（2）减少静脉的反复穿刺，有效保护外周血管。

（3）适用于化疗、胃肠外营养等需要长期静脉治疗的患者。

二、操作前评估

（一）评估

对患者年龄、病情、过敏史、意识状态、凝血功能、心理状态、配合程度、治疗方案、药物特性、局部皮肤及 B 超下血管等情况进行评估。

（二）解释

向患者及家属解释 PICC 置管的目的、方法及优缺点，操作中如何配合，征得患者及家属的知情同意并签署知情同意书。

三、操作步骤

（一）准备

1.操作者准备

着装规范，洗手、戴口罩及帽子。

2.患者准备

排空大小便，知晓注意事项，协助患者取舒适体位。

3.用物准备

PICC 穿刺包、血管鞘、生理盐水、2％盐酸利多卡因注射液、安尔碘皮肤消毒剂、75％的乙醇、止血带、10mL 注射器、20mL 注射器、血管穿刺超声仪、医用超声耦合剂、导针架套件。

（二）测量及体位

（1）选择合适的穿刺部位：首选贵要静脉。

（2）测量置管长度。

（3）测量臂围：测量肘上 10cm 臂围。

（三）建立无菌区

1. 开包

打开穿刺包，戴无菌手套，铺巾。

2. 消毒

先用 75％ 的乙醇消毒后再用安尔碘皮肤消毒剂消毒（各 3 遍）。

3. 铺巾

消毒后更换无粉无菌手套、穿隔离衣、铺巾。

（四）检查导管功能

1. 预冲管

用生理盐水预冲导管，检查各配件功能是否完整。

2. 预冲接头

用生理盐水预冲连接器、肝素帽或无针接头。

3. 药物准备

抽吸生理盐水、盐酸利多卡因注射液备用。

（五）B超下穿刺及送管

1. 安装

安放无菌探头罩、安装导针器。

2. 穿刺

穿刺见回血，送导丝，撤针芯，局部麻醉，扩皮，送插管鞘。

3. 送管

撤导丝及鞘芯，送导管，撤出插管鞘，抽回血、冲管，撤导管导丝。

4. 检查

B超声检查颈静脉、锁骨下静脉。

（六）安装连接器及冲封管

1. 修剪

修剪导管。

2. 安装

安装减压套筒、连接器、肝素帽或无针输液接头。

3. 冲封管

抽回血，冲封管。

（七）固定

1. 清洁

清洁穿刺点。

2. 固定

摆放好导管并固定，贴敷料。

3. 标注

标注置管信息。

（八）整理及记录

1. 整理

整理用物、床单位，协助患者取舒适体位。

2. 宣教

交代置管后注意事项。

3. 记录

填写 PICC 置管护理记录单；贴条形码，填写《长期护理手册》，交患者保管。

（九）确定管端位置

拍 X 线片确定导管尖端位置。

四、注意事琐

（1）选择最佳静脉：首选贵要静脉、次选肱静脉，最佳置管位置为上臂中 1/3 段区域。

（2）消毒范围：以穿刺点为中心，上、下 20cm 环臂消毒。

（3）操作时探头与静脉保持垂直，保持轻微接触和手部稳定，眼睛要看着超声屏幕，避免损伤血管及周围的神经和淋巴管。

（4）送导丝遇到阻力时，不要试图将导丝从穿刺针中拔出，应将穿刺针和导丝一起拔出，避免穿刺针的针尖将导丝割断，导致导丝断裂。

（5）体外导丝至少保留 10～15cm，一定要始终在体外看见导丝的末端，防止导丝全部滑入血管内

（6）其余注意事项参考盲穿方式及单纯塞丁格方式 PICC 置管的相关内容。

五、健康教育

（1）患者和家属了解 PICC 置管的目的、方法和作用。

（2）患者和家属了解 PICC 置管过程的配合。

（3）患者和家属了解 PICC 置管过程中的注意事项。

（4）患者和家属了解 PICC 置管后的注意事项。

第六节 新生儿 PICC 穿刺置管的操作流程

一、操作目的和适应证

（1）确保一条有效的静脉通路，为安全、及时用药提供保障。

（2）减少静脉的反复穿刺，有效保护外周血管。

（3）需要中长期静脉输液、输注高渗溶液的新生儿，或孕周小于 30 周、体重小于 1.5kg 的早产儿。

二、操作前评估

（一）评估

患儿体重 1.5kg 以下、住院 2 周以上、生命体征稳定、血管条件合适、局部皮肤无感染和损伤、有一定耐受程度等，实验室检查无凝血功能异常。

（二）解释

向家属解释 PICC 的相关知识、对连续输液治疗所起的作用及置管存在的风险、拒绝 PICC 置管的不利影响，征得家属的知情同意并签署知情同意书。

三、操作步骤

（一）准备

1. 操作者准备

着装规范，洗手、戴口罩及帽子。

2. 患儿准备

家属知晓注意事项，协助患儿取合适体位。

3. 用物准备

PICC 穿刺包、血管鞘、生理盐水、2％盐酸利多卡因注射液、碘伏溶液、75％的乙醇、止血带、10mL 注射器、20mL 注射器、保温操作台。

（二）测量及体位

（1）选择合适的穿刺部位：确定穿刺点。

（2）测量置管长度。

（3）测量臂围：测量肘上 3cm 臂围，测量双侧臂围。

（三）建立无菌区

1. 消毒

先用 75％的乙醇消毒后再用碘伏溶液消毒（各 3 遍），消毒范围是整侧上肢，包括腋窝、指缝，先酒精后碘伏。

2. 开包

开包，戴无菌手套，铺巾。

3. 铺巾

消毒后更换无粉无菌手套、穿隔离衣、铺巾。

（四）检查导管功能

1. 预冲管

用生理盐水预冲导管，检查导管及各配件功能是否完好。

2. 预冲接头

用生理盐水预冲肝素帽或无针接头。

3. 药物准备

抽吸生理盐水备用。

（五）穿刺及送管

（1）修剪导管。

（2）穿刺：穿刺见回血，固定针芯，推送外套管，撤针芯。

（3）送管：用镊子缓慢送导管，导管送至"0"点位置或预定置管长度。

（六）安装接头及冲封管

1. 撤鞘

撤出插管鞘，并撕裂插管鞘冲。

2. 封管

抽回血，冲封管。

3. 安装

肝素帽或无针接头。

（七）固定

1. 清洁

清洁穿刺点。

2. 固定

胶布固定圆盘，穿刺点上方放小纱布，贴透明敷料。

3. 标注

标注置管信息。

（八）整理及记录

1. 整理

整理用物、床单位，协助患儿取舒适体位。

2. 宣教

交代置管后注意事项。

3. 记录

填写 PICC 置管护理记录单，贴条形码，填写《长期护理手册》，交患儿家属保管。

（九）确定管端位置

拍 X 线片确定导管尖端位置。

四、注意事项

（1）选择最佳静脉：首选贵要静脉、次选肘正中静脉、腋静脉等。

（2）测量置管长度：从穿刺点，沿血管走向达右胸关节下折 0.5 ~ 1cm。

（3）测量臂围：肘横纹上 3cm 处绕臂 1 周。

（4）助手戴无菌手套、穿无菌手术衣，协助固定上肢。

（5）导管送入血管约 5cm 时，助手协助患儿头偏向穿刺侧、下巴靠近胸骨柄，避免导管进入颈内静脉。

（6）其余注意事项参考盲穿方式 PICC 置管术。

五、健康教育

（1）家属了解 PICC 置管的目的、方法和作用。

（2）家属了解 PICC 置管过程，理解并配合。

第七节 PICC 维护

一、操作目的和适应证

（1）保持 PICC 导管功能良好。

（2）预防 PICC 置管后并发症。

（3）适用于留置 PICC 导管的所有患者。

二、操作前评估

（1）评估患者置管日期、上一次维护日期、当前敷料粘贴状态。

（2）评估穿刺点及其周围皮肤、血管情况、置管侧肢体感觉及活动状况，按需要测量臂围。

（3）评估患者的心理状态与配合程度。

三、操作步骤

（一）准备

1.操作者准备

着装规范，洗手、戴口罩及帽子。

2.用物准备

备齐用物，放置合理。

（二）评估

（1）询问患者留管期间状况。

（2）检查穿刺口及周围皮肤、血管情况。

（3）体外段导管位置、完整性及敷料情况。

（4）触摸是否有触痛、硬结、条索。

（5）必要时测量臂围。

（三）移除敷料

（1）患者臂下铺治疗巾。

（2）移除敷料，查看导管刻度。

（3）观察穿刺点有无发红、肿胀或渗出物。

（四）消毒

（1）洗手，戴手套。

（2）酒精清洁皮肤。

（3）用安尔碘皮肤消毒剂消毒穿刺点、皮肤及导管各3遍，以穿刺点为中心、适当摩擦力、消毒面积大于无菌敷料面积。

（五）更换输液接头

（1）用10mL生理盐水注射器连接新接头，并排气待用。

（2）消毒旧接头衔接处，取下旧接头，弃除。

（3）连接器螺旋部分及接口用力正反摩擦消毒15秒，重复2遍。

（4）连接旋紧新接头。

（六）冲封管

（1）回抽，观察回血至导管透明段或根据厂商建议不抽回血。

（2）脉冲冲管，夹闭防回血夹，分离注射器（无防回血夹者使用正压封管，带液分离注射器）。

（七）粘贴敷料

（1）粘贴部位无菌干燥，妥善摆放导管位置。

（2）敷料中央对准穿刺点无张力垂放，捏合导管部分塑形。

（3）指腹抚平整块敷料，排出膜下空气。

（4）边撕边框边按压，全面按压透明敷料。

（5）胶布固定导管游离端，标注置管及换药日期，操作者签名。

（八）整理及宣教

（1）整理用物，处理方法正确。

（2）填写维护手册。

（3）宣教自我护理方法和携管注意事项。

（4）每天观察局部皮肤、敷料及导管情况。

（5）应急情况处理方法。

四、注意事项

（1）0°或180°角移除敷料，切忌将正常的导管扯出体外。

（2）对于皮肤完整性受损的患者，使用不含酒精的皮肤消毒液消毒。

（3）纱布敷料至少每2天更换1次。

（4）妥善固定敷料以减少导管松动或移位风险。

（5）严格遵守无菌操作。

五、健康教育

（1）指导患者或家属每天至少观察导管部位1次，出现局部不适、回血、敷料松脱等问题请及时就诊。

（2）每5~7天更换敷料1次，输液间歇期每3~7天冲封管1次。

（3）指导置管侧手臂日常生活注意事项。

第七章 压疮的护理技术

加在身体上的外力降低了骨骼和皮肤表层之间软组织的血流或停止了血流。这种状况持续一段时间，组织处于不可逆的缺血性损伤，则成为压疮。按照这个定义，近年又增加了打石膏、使用预防深层静脉血栓长筒袜、氧气面罩等与医疗器械有关的压伤。

第一节 概述

一、一般性创伤的愈合过程

一般创伤愈合的基本病理过程分为凝血期、炎症期、增殖期、再塑形期。

（一）凝血期

出血通过凝血因子、血小板形成血块，从血小板释放出血小板衍生生长因子等细胞因子形成凝血块，填补创腔。

（二）炎症期

中性粒细胞及巨噬细胞等炎症细胞浸润、吞噬坏死组织。同时，可看到从这些细胞再次释放出转化生长因子 β 及成纤维细胞生长因子等细胞因子。另外，还释放出了溶解坏死组织蛋白的基质金属蛋白酶（MMP）等蛋白酶类。

（三）增殖期

释放出的细胞因子促使成纤维细胞及上皮细胞的迁移和生长。成纤维细胞合成以胶原蛋白为代表的细胞外基质，成为细胞迁移的平台。另外，还产生新生血管。新生血管、成纤维细胞等各种细胞、胶原纤维等细胞外基质混合的肉芽组织填充了组织缺损部分。在良好的肉芽组织覆盖下的创面上再加上由于上皮细胞迁移增殖产生的上皮，在肌成纤维细胞产生的创伤收缩的作用下，创伤面积逐渐缩小。

（四）再塑形期（形成瘢痕组织）

通过细胞外基质重塑等机制，起初发红的瘢痕经过数月后变白、变柔软而成熟化。

二、慢性创伤的愈合过程

与一般创伤不同，压疮是愈合过程非常缓慢的创伤，由于炎症期过长、缓慢，大多认为就是炎症期向增殖期过渡失败。也可认为这种慢性炎症状态是因为细胞异常（细胞本身所产生的老化）、渗出液异常（由于增殖因子及细胞因子组成发生变化致使创伤的顽固化，以及由于 MMP 等蛋白酶的增加而产生的组织损伤）或是细胞外基质异常（细胞迁移障碍、吸附增殖因子使其不能发挥其活性）等机制复合参与的结果。为了治疗慢性炎症，使其尽快过渡到愈合阶段，在临床上采取了直接、间接等各种方法，这些统称为创面环境调整。

临床上常按照创面颜色进行分类，有黑色及黄色坏死组织的时期为炎症期、形成红肉芽组织的时期为增殖期、有白色上皮的时期为再塑形期，按照分类进行相应处置。

三、压疮的预防

预防压疮发生要做到：减少外力、缩短外力持续的时间。具体是确定坐位姿势、卧位姿势、选择坐垫或是床垫，变换体位。

（一）分散身体压力

利用具有重新分配压力、自动调节等功能的寝具来调节施加在组织上的外力。下面以坐垫和床垫为对象加以介绍。

1.重新分配压力

人的身体有生理性弯曲，身体和分散身体压力用具的接触区域有限。重新分配压力指将加在这个接触区域的压力，通过下面介绍的 3 个功能进行分压，降低在某个区域上的压力。

（1）下沉：指身体下沉在分散身体压力用具内的功能。将集中在某个骨突出部位的压力分散至周边组织及其他骨突出部位。下沉是将接触面积更为扩大以降低压力。下沉功能有赖于构成分散身体压力用具的压缩特性和尺寸（厚度）。

（2）包覆：指随着时间的变化，骨突出部位和身体凹凸的接触区域，即具体部位的分散身体压力用具发生变形。通过变形来扩大身体和分散身体压力用具的接触面积。

（3）经时性变化接触部分：压力切换型气垫床及翻转床垫具有的功能，气垫床通过周期性反复膨胀和收缩而变化接触部分；翻转床垫中随着体位变换接触部分也发生变化。

2.分散身体压力用具的分类

根据 2007 年 NPUAP 发表的分类制表。大致分类为反应型和能动型。表 7-1 介绍了用具的分类。反应型是利用"下沉、包覆"功能的分散身体压力用具。能动型是利用"下沉、包覆、经时性变化接触部分"功能的分散身体压力用具。

表 7-1 分散身体压力用具的分类

用语	定义
反应型床垫	仅在加压的情况下才有反应,有压力改变性能的电动、非电动床垫
活动型床垫	无论有无加压,有再分配性能的电动床垫
特殊的床	床架和床垫为一体的功能床
非电动床垫	为了操作不需要交流电和直流电的床垫
电动床垫	为了操作需要交流电和直流电的床垫
叠加床垫	在标准的床垫上(无压力分配功能,重新再加一个床垫)
更换床垫	在床垫上直接放一个设计的床垫

(1)分散身体压力用具所用材料:分散身体压力用具可以由单一材料或多种材料构成(表 7-2)。材料的压缩特性关系到"下沉",流动性关系到"包覆"。近年来,材料的组合逐渐复杂化,很难利用单独的素材标注分散身体压力用具。

(2)分散身体压力用具的功能:单独或组合多种功能的分散身体压力用具发挥重新分配压力的特性(表 7-3)。

表 7-2 分散身体压力用具的材料

空气	由空气构成
水	由水构成
泡沫	聚氨酯内加入发泡剂的材料或构成弹性不同的泡沫
凝胶	既有像液体一样的凝集状态,又有弹性性能的物质
橡胶	如橡胶样弹性材料构成的物体,能够拉伸,拉伸后能够复原
混合物	用多种材料构成
其他	其他材料构成

表 7-3 分散身体压力用具的特征

用语	定义
空气流动	插入电源,床垫内有空气流动,感觉如同玻璃珠流动,一旦下沉就发挥包围起来的功能
压力转换	加压和减压周期进行
翻身床	使患者向侧方翻转
非翻身床	没有使患者向侧方翻转的功能
翻转床	为了支持皮肤温度和潮湿,提供空气流动功能
非翻转床	没有上述使空气流动的功能
一个划区	有单一的压力再分配功能
多个划区	有不同的压力再分配功能

（二）卧位的体位变换

变换体位是为了预防压疮或防止恶化而改变体位的方式，消除或是减少加在骨突出部位的皮肤及组织上的外力，并且缩短所加外力的持续时间。通过使用分散身体压力用具，有望进一步提高这种效果。应对：有风险的患者，考虑变换体位。

1. 床上的变换体位时间

基本上是每隔 2 小时变换 1 次体位。在使用适当的分散身体压力用具的条件下，可以考虑每隔 4 小时变换 1 次体位，但是必须在评估患者状态及皮肤后再做决定。

对于进行体位变换及半坐位时产生的剪力，通过排除剪力及使用定位枕头、获得适当体位，可以减轻身体压力。

2. 分散身体压力床垫的体位变换时间

在使用适当的分散身体压力用具环境下，可以考虑每隔 4 小时变换 1 次体位，但是，必须评估患者状态及皮肤后再做决定。观察压疮易发部位或易发体位的皮肤，发现有发红时，考虑变换体位或更换具有分散身体压力功能的床垫。

由于失禁而造成皮肤潮湿的患者，其皮肤完整性降低，加大了发生压疮的风险，需要进行皮肤护理。对于糖尿病、脉管系统等具有影响皮肤完整性并发症的患者，此类皮肤很脆弱，需要长期、不间断地进行皮肤护理。

因骨突出等患者身体状况及床垫分散身体压力的功能不同所受到的身体压力也会不同。因此，变换体位的次数根据患者及分散身体压力床垫而变化。熟悉所用床垫的特征，重要的是评估患者的状况、皮肤后再做决定。

3. 床上变换体位的角度

与仰卧位相比，30° 侧卧和 90° 侧卧时，大转子附近会受到很大压力，尤其是在 90° 侧卧时，不仅是大转子附近受压，连肩部都将承受高压。30° 侧卧位是依靠患者臀部肌肉支撑身体的体位。大多卧床不起的老年人伴有营养不良和肌肉失用性萎缩，臀部缺少肌肉，骨突出明显，这种情况建议采取 30° 侧卧位，可以根据体型及偏好选择侧卧位。

4. 重症监护患者的变换体位

重症患者大多是因循环功能不稳定，以及因看护人员的问题很难定期变换体位。

带翻身功能的特殊病床在我国用于 ICU 等病房。因费用、管理等方面的问题，可使用的设施有限，但是从床的厚度及功能来看，对于预防处于临界状态、不能充分变换体位的患者的压疮时，有很好的效果。有侧方翻转功能的床（翻转床）具有预防呼吸器官并发症的翻转功能、促使排痰的功能及振动功能。翻身功能需谨慎地用于有不稳状态及有明显挛缩的对象，在有急性期患者的病房中，这种特殊的病床正在普及。

5. 臀部压疮的变换体位

不选择发生压疮部位的体位，制订变换体位日程表。

30°规则作为预防压疮的体位已普及，对管理压疮有影响。由于压疮部位及患者体型，30°规则造成了压疮愈合的延迟。

（三）分散身体压力用具

1. 坐垫

（1）坐垫压迫周围皮肤软组织：坐垫压迫其周围皮肤软组织，抑制血液流动。坐垫太薄，不能减轻压在臀部周围的负荷。因此，不推荐使用。

（2）需要用坐垫包围整个骨盆：为了承受头部及躯体的重量，坐垫需要具有很大的支持面。因此，很重要的是骨盆沉入坐垫后，能够包裹整个骨盆。薄坐垫，骨盆沉不进去。

2. 分散身体压力床垫

（1）分散身体压力用具的效果：外力是发生压疮的直接原因。分散身体压力用具是为了重新分配压力，通过"沉入""包裹"而降低突出部位的压力（增加与身体的接触面）；"改变接触部位"降低接触压力的用具。多数研究认为，使用分散身体压力床垫明显降低压疮发病率。虽然分散身体压力床垫的费用很高，但是通过完善分散身体压力床垫，能降低压疮发病率和节约经济费用。

（2）选择分散身体压力床垫的注意事项：选择时需要将潜在患者的压疮风险、喜好、护理环境等考虑进去之后进行选择。

3. 不能自主变换体位者选择的床垫

（1）不能自主变换体位：不能自主变换体位是长时间在同一部位受到外力，发生压疮的风险很高。"能否自主变换体位"的判断可以使用布雷登量表的"移动性"及OH量表的"自主变换体位能力"等进行评价。

（2）压力切换型气垫床和替换式泡沫床垫的正确使用方法：压力切换型气垫床的功能中除了"沉入""包裹"之外，还有"接触部分经时性变化"，不能自主变换体位者不建议使用标准床垫，建议使用压力切换型气垫床。替换式压力切换型气垫床比双层压力切换型气垫床合适。

替换式泡沫床垫与上铺式泡沫床垫相比，尽管具有"沉入""包裹"效果，但是预防压疮的效果不是很好。因此，布雷登量表的移动性评分2分以下，以及自主变换体位能力为"不能时"不适用。

4. 老年人预防压疮选择的分散身体压力床垫

（1）老年人的特征：某种疾病及肌力降低等活动能力下降、移动性偏低、皮肤松弛、伴有病态骨突出，也有发生驼背、关节挛缩。

（2）考虑老年人的特征选用多层式气垫床：双层式气垫床时单元分为双层，其特征是单元不是完全收缩。因为具有这样的特点，所以驼背及关节挛缩，有明显病态骨突出时，选用多层式气垫床预防老年人压疮效果较好。目前正在研发三层式气垫床，希望有更良好的效果。双层式及三层式气垫床，通过调整模式，可以防止关节挛缩患者身体沉入。

5. 舒适、有效的分散身体压力床垫

（1）选择舒适性分散身体压力床垫的必要性：分散身体压力床垫可以预防压疮，但有漂浮感及不适感。因此，对于长期卧床的老龄患者，有必要选择躺着舒适的分散压力床垫。

（2）晚期患者分散身体压力床垫的选择：晚期患者（如癌症恶病质综合征）出现肌力降低、疼痛、全身无力，躺着都会感到不舒适。建议使用带自动调整床垫内压功能的替换式压力切换型气垫床垫，但价格较昂贵。

（3）分散身体压力床垫：替换式压力切换型气垫床具有很好的舒适性。上铺压力切换型气垫床虽然有"经时性变化接触部分"功能，但是，因为厚度不够，所以"沉入"的功能不如替换式压力切换型气垫床，容易感到床垫的波动。

考虑调和不适感和舒适性，可调整波动功能的上层单元为细微的双层式或三层式压力切换型气垫床。替换式压力切换型气垫床，要根据身体部位重新分配不同压力功能的多区域型床垫。头部不带压力切换功能的产品可以减轻漂浮感。

6. 聚氨酯泡沫床垫使用的注意事项

（1）"凹陷"老化：聚氨酯泡沫床垫经过一段时间会老化，出现"凹陷"。"凹陷"指的是即使没有外力，凹陷变形不能自行复位。使用 5～10 年后，聚氨酯泡沫床垫与新产品相比，会发现有"凹陷"的地方，身体压力值会偏高。这种"凹陷"多发生在臀部。"凹陷"的程度不只是使用的年数，更重要是使用的频率越高，"凹陷"程度越重。

（2）"凹陷"的检查方法：检查聚氨酯泡沫床垫的"凹陷"是以床垫中没有"凹陷"的两段部位为基准面，据此测量床垫凹陷的深度。检查"凹陷"需要考虑床垫的耐用寿命后定期进行。特别重要的是确认臀部位置"凹陷"的程度。

7. 促进压疮（d1、d2 或 D3～D5）愈合的分散身体压力床垫

（1）使用可保持低压的多层式气垫床：处置深达肌肉和骨骼压疮的皮瓣手术后，Ⅱ～Ⅳ期压疮患者使用带床垫内自动调压功能的替换式压力切换型气垫床、气体流动型床和其他压力切换型气垫床对促进压疮愈合无明显效果，但舒适性很好。

（2）双层式气垫床与单层式气垫床：双层式气垫床与单层式气垫床均能缩小伤口面积和再上皮化。压疮发生后依据压疮状态，选择便于患者活动、移动性分散身体压

力床垫。

8.预防压疮选择的分散身体压力床垫

（1）集中护理患者的特征：集中护理患者指的是住进重症监护病房及心脏监护病房患者。随着医疗进步，住进ICU及CCU患者的重症度增加，压疮发生风险也逐年升高。

受到外伤及手术、感染、疼痛等应激侵袭后，为了保持稳定，涉及代谢、神经、内分泌、免疫功能等在全身生物反应。在应激侵袭后2~4天的衰弱期，代谢亢进，稳定时能量消耗量增加。集中护理患者也会出现循环动态不良及全身状态恶化，有时发生水肿及黄疸，皮肤变得很脆弱。

（2）使用分散身体压力床垫：保持低压用气垫床中气体单元的厚度为15cm，设定压力可调范围为10~25mmHg，其特征是通过扩大受压面积，提高分散身体压力效果。类似双层式或三层式气垫床。

保持低压用的气垫床与泡沫床垫、双层压力切换型气垫床相比，可以有效预防接受集中护理患者的压疮。微孔喷气床、替换式静止型气垫床等均未发现有预防压疮的效果。

接受集中护理的患者由于全身状态急剧变化，很难变换体位，会发生压疮，应尽早使用分散身体压力床垫。

9.围术期有效预防压疮的分散身体压力床垫

（1）术中患者的特征和使用分散身体压力用具：因术中麻醉，管理体温调节功能及外周血管的扩张等会发生低体温、外周组织缺血。患者丧失意识，很难变换体位，被迫长时间保持同一体位。强制采取俯卧位、侧卧位、坐位、碎石位等非生理性的特殊体位。由于长时间保持同一体位和特殊体位，骨突出部位长时间承受压力。

没有骨突出的患者，术中长时间保持同一体位也会发生深部组织压疮。接受6小时以上全身麻醉手术的患者、接受特殊体位（俯卧位、侧卧位、坐位）患者也会发生压疮。在手术台上使用分散身体压力床垫可预防因手术中发生压疮。

为了保护骨突出部位，应扩大身体与床垫间接触面积，除了使用分散身体压力床垫外，还可使用凝胶及黏弹性垫子进行定位。

在股骨颈骨折手术中，特殊床垫与标准床垫相比，尽管有预防压疮效果，但是，效果不尽如人意。在心脏外科手术中，维持体温的黏弹性泡沫床垫和标准床垫预防压疮的效果没有差别。

（2）术后患者特征和配合使用分散身体压力床垫：术后数天由于发热及伤口疼痛，难以感觉到同一体位的疼痛，造成长时间受压。术后发生压疮，与手术时间、手术体位、术中出血量、有无硬膜外持续镇痛疗法等有关。术后患者有发生压疮的危险。

压力切换型气垫床可以预防压疮，但是缺乏稳定性，不方便下床；侵袭小的手术，聚氨酯泡沫床垫也有防止压疮的效果。

10. 居家护理选择的分散身体压力床垫

居家护理的看护者夜间变换患者体位，不仅影响患者睡眠，也影响看护者的睡眠质量。预防压疮应每隔 2 小时变换体位 1 次，但是居家时，有必要减轻看护者的看护负担。

带自动变换体位功能气垫床是以某个固定的间隔时间倾斜床垫，可以支持体位变换的气垫床。不仅能定时对患者进行体位变换，预防压疮，还能减轻看护者的看护负担。

（四）坐位中变换体位

不能自主变换姿势时、从轮椅上向床上移动时，使用带有手动倾斜结构轮椅，从坐位变为卧位，消除对臀部的负荷。定时变换姿势。

臀部的接触压力和连续坐位的时间，接触压力大时，坐位时间的间隔应短。接触压力小，易发生压疮。

变换姿势的方法，在轮椅上做身体上推、前倾、侧屈、反弓等。也可以通过电动倾斜结构变换姿势，对颈脊髓损伤者很适用。经过 10～15 秒小幅度身体倾斜的变换中，血液很难进行再灌注。

通过身体上推、前倾就可以有效变换姿势。可以通过接触压力及将手伸入臀部确认压迫。

90° 坐位，骨盆前倾，增加耻骨的接触压力；骨盆中间位置，增加坐骨结节部的接触压力；骨盆后倾，增加对尾骨部的接触压力；骨盆左、右侧倾，加单侧坐骨结节部及大转子部的接触压力。驼背时会在脊椎棘突部位有很高的接触压力。所有这些部位都会发生压疮。

坐姿除了关系到发生压疮之外，还关系到是否舒服、日常生活、生理功能等。最大限度地减轻身体负担，应选择可以提高生活质量的姿势。

脊髓损伤后压疮患者的专业康复人员，应该一边检查接触压力，一边进行指导。可测量整个臀部接触压力的片状测量设备作为对患者进行指导的依据，可以起到重要的作用。

骨盆后倾发生尾骨部压疮及前倾发生耻骨部压疮时，应考虑定位骨盆，选择保持坐位等。脊髓损伤者应积极参加能够预防压疮的社会活动，保持生活质量及日常生活。

（五）坐位的分散身体压力用具

需要注意，坐骨结节部压疮发病率偏低，在尾骨部及骶骨部没有明显差异。坐垫需要进行妥善管理，包括调整、前后坐垫套、正反面等。使用时，最好放在可调整交叉支架高度的轮椅上。

脊髓损伤者可用坐垫，其沉入、包覆性、温度、湿度特性等多方面功能都很优异。在国际标准化机构中，将这些功能进行定量化。有盒子形、方块形和按照臀部形状做出的臀部轮廓型。特别是臀部轮廓型会保证使用者有一个正确的坐姿。

老年人轮椅坐姿中经常发生的"骶骨坐姿"多发骶尾部压疮。将足踏板伸入内侧，缓解了腿部肌肉压力后，骨盆从后倾位置变为中间位置，可以减轻对尾骨部的负荷，可以维持坐姿生活。

即使在骶骨部有压疮，如果坐姿中骶骨部没有受压，则可保持坐姿。但是，需要经常注意伤口部位的变化，还要经常考虑坐姿时间等。

第二节 皮肤护理技术

皮肤护理是为了维持或提高皮肤的生理功能所进行护理的总称。主要包括去除、清洗皮肤上的刺激物、异物、感染源等；阻隔皮肤和刺激物、异物、感染源等的接触，为消除对皮肤的光刺激、热刺激及物理刺激等进行包覆；为保持角质层的水分而进行保湿，防止皮肤浸润而除去水分等的护理。

压疮的皮肤护理可分为"预防的皮肤护理""压疮发生后的皮肤护理"。预防和压疮发生后的护理不是完全独立压疮发生后的皮肤护理，包括清洗压疮周围及清创压疮内部等特殊化护理内容。

预防压疮的皮肤护理，对有发生压疮风险的患者必不可少，但是发生压疮后如果不进行皮肤护理，就有可能发生新的压疮。压疮发生后要强化皮肤护理。无论压疮是否发生，都应该持续进行皮肤护理。

一、潮湿皮肤的护理

（一）尿便失禁的皮肤护理

如果皮肤过于潮湿，角质层因过多的水分而溶解膨胀，皮肤慢慢变白，称为"泡皱"，专业表述为浸润。浸润是可逆性变化，但是皮肤持续浸润时，患者身体稍微移动、轻微摩擦都容易引起皮肤损伤。

尿便失禁关系到表浅压疮的发生。仅清洗皮肤组与清洗皮肤后从肛门、外阴部到周围皮肤涂抹护肤剂两组相比，后者的压疮发病率低于前者。尿便失禁时，排泄物中的消化酶及细菌等会损害皮肤屏障功能。尿便失禁时，尿酸变化为氨，使皮肤 pH 升高。

尿便失禁患者利用清洗剂清除排泄物的污染，阻隔排泄物再次与皮肤接触。清洗皮肤和皮肤护理可预防压疮的发生。

1. 清洗方法

清洗时要小心翼翼地清洗。用含有肥皂成分的产品清洗时，待完全起泡后，将皮肤置于泡沫中 10～20 秒再慢慢冲洗。进入毛根内的脏污浮起仅冲洗就很容易去除。

2. 清洗后的护肤方法

护肤涂抹乳膏时，戴上一次性手套慢慢地在大面积的皮肤上匀开。皮肤非常脆弱时，涂抹时犹如摩擦身体，最好使用具有疏水效果的喷雾。

尿便失禁的患者，容易发生压疮，发生压疮后，必须进行皮肤护理。促进压疮愈合，清洗后，在压疮周围皮肤上涂抹护肤乳膏等。

（二）压疮周围皮肤护理

清洗压疮周围皮肤是加快压疮愈合的有效方法。使用生理盐水组和弱酸性清洗剂组清洗皮肤比较，后者愈合时间缩短。

1. 形成健康皮肤

压疮周围的皮肤（除了表面的汗液、皮脂之外，还有空气中灰尘混合性污染等）与伤口的渗出液及细菌接触。渗出液浸润压疮周围的皮肤，长时间持续就会发生浸润。压疮周围的皮肤即使肉眼看不到浸润，经表皮水分丢失也会较多，降低屏障功能。渗出液中含有蛋白质，如果不清洗，会残留在皮肤上。为了压疮愈合，必须通过皮肤正常的角化，形成健康皮肤，正常角化时，需要去除成为炎症因素的物质。因此，通过清洗剂清洗压疮周围皮肤是一个很重要的步骤。

2. 不要让清洗剂进入伤口内部

清洗时注意事项，不要刷洗，要慢慢谨慎地清洗。

（1）用弱酸性清洗剂清洗压疮周围皮肤，伤口用清洗液（生理盐水及微温水等）清洗伤口。

（2）用流动水冲洗附着在压疮周围皮肤上的清洗液。

二、摩擦、剪力的皮肤护理

发生压疮的主要因素之一是压迫，在压迫部位的皮肤上加上摩擦力或剪力，会发生压疮。摩擦力及剪力是压疮发生、加重的主要因素。半坐位时、转移到轮椅上及变换体位时注意避免剪力，避免皮肤表面受伤。

（一）老年人骨突出部位预防压疮的皮肤护理

骶骨部贴敷聚氨酯薄膜敷料，能够明显降低压疮发病率。营养状态不良及卧床不起而造成肌力减退、因年龄大而皮肤弹性纤维减少等，可看到皮肤变薄，稍有物理性刺激就很容易损伤皮肤。摩擦力及剪力在变换体位、转移到轮椅上、更换尿布时造成皮肤损伤，也有患者自己撞到床栏杆上等原因造成皮肤损伤。

聚氨酯薄膜敷料、带润滑功能的敷料可预防压疮。

（二）仰卧位手术患者预防压疮的皮肤护理

以仰卧位手术患者为对象，通过是否贴敷聚氨酯薄膜敷料比较术后压疮发病率，贴敷组的发病率明显低于不贴敷组的对照组。

聚氨酯薄膜敷料预防压疮，避免压迫是其主要原因。手术时避免持续压迫，皮肤表面血流量降低及减少变换体位时摩擦力及剪力，有很轻微的保温作用。

仰卧位手术患者的骶骨部贴敷聚氨酯薄膜敷料预防压疮。

（三）佩戴非侵袭性人工呼吸器的患者预防压疮的皮肤护理

佩戴非侵袭性人工呼吸器的患者，分为对照组和 2 个干预组（贴敷聚氨酯薄膜敷料组和贴敷胶体敷料组），比较面罩接触部位的 Grade I 压疮发病率，对照组和干预组有明显差异。比较干预组（贴敷聚氨酯薄膜敷料和贴敷胶体敷料组），未发现明显差异。贴敷组压疮发病率很低。

非侵袭性人工呼吸器患者佩戴面罩一般医院大多在氧气疗法时使用，面罩与皮肤密切接触的程度各不相同。戴上与面部密切接触的面罩后，容易在鼻中隔周围、鼻根部、前额、面颊发生压疮。鼻根部的皮下组织较少，即使是很小的压力也容易造成缺血状态，特别是鼻根部隆起的凹凸形成很深的窝。在鼻根部出现的伤口形状与骨突出部位一致，几乎是圆形的；在前额部出现时大多与固定用具的形状一致。容易发生压疮的部位大多数可看到泛红、表皮剥离，戴上面罩时患者能感到疼痛。

非侵袭性人工呼吸器患者佩戴面罩导致压疮的主要原因如下。

（1）发生压疮的主要外因是面罩所造成的局部压迫，为防止面罩漏气加强密切接触的面罩与皮肤接触面的压迫。患者挪动面罩产生了摩擦力、剪力。面罩内的潮湿及出汗造成皮肤潮湿、浸润状态。

（2）发生压疮的主要内因是心脏功能衰竭、呼吸功能衰竭造成的组织水肿及氧饱和度偏低的组织耐受性降低、皮肤等外周组织上的循环障碍，营养不良造成皮肤脆弱化等。

（四）避免骨突出部位按摩

按摩指的是"通过手或机械从皮肤软组织以律动性压迫及扩张的机械性行为。以改善循环、放松身体等为目的"。

肌肉非常紧张时，被动运动极可能引起组织缺血。缓解肌肉紧张、恢复组织扩张性可以进行按摩。按摩有望改善皮下血流量及恢复组织扩张性，但是也增加局部剪力。在指尖按摩深部骨表面和软组织的同时，由于揉搓引起组织损伤的风险很高。

在骨突出部位之外的部位（表皮，软组织，从皮肤到组织）进行按摩时，外加压力的同时，在深层骨表面产生剪力。

第三节 营养护理技术

一、营养评估

有压疮风险及压疮患者应避免营养不良，改善营养状况。无论是否有压疮，按照营养管理流程进行营养管理：

（1）使用各种指标筛查营养不良或是营养不良的风险。

（2）确认现提供的营养是否适当，计算出所需的营养量。

（3）研究具体的补充营养的方法，并加以实施。

（4）定期进行摄取量、体重、血清白蛋白、血中尿素氮等的监控。

（5）患者状态有变化时，需要重新评估补充营养方法、营养元素量（能量、蛋白质、水分、电解质、维生素、微量元素）是否合适，并进行校正。

患者长期压疮时，可以考虑补充包括促进压疮愈合的特定营养元素等辅助食品及增补食品。但是，在所需营养量不充足的情况下，仅补充特定营养元素的效果不是很好。

补充营养的效果很难进行评估判断，应利用所需营养量是否充足和体重进行观察。增加特定的营养元素时，需要观察伤口的状态及生化检查。如果补充前后的营养及伤口没有变化，则需要重新考虑包括补充营养在内的补充方案。

伤口的愈合在很大程度上与治疗内容、护理、康复等其他因素有关，仅补充特定的营养元素并不能有所改善。

确认为营养不良时，首先是摄取量，然后是利用体重、生化检查、营养评价工具等。在生化检查中，大多使用的是血清白蛋白值。

（一）利用血清白蛋白值进行评价

血清白蛋白为 3.5g/dL 时，为发生压疮的高风险。

血清白蛋白值因炎症、脱水、肝病、肾病等发生变化。用于营养指标时，需要确认是否受到了某些因素的影响。

（二）体重减少率

测量体重是评价营养状态中最简单的指标，体重减少时，发生压疮的风险则高。体重减少率指的是在一定期间从平常的体重（UBW）降低的比例。公式：

（平常体重－现在体重）/ 平常体重 ×100

一般情况下，体重 1 周减轻 3％以上、1 个月减轻 5％以上、6 个月减轻 10％以上时，则可判断为营养状态偏低。

体重减少，在高血糖、甲状腺功能亢进、大的侵袭手术等非营养不良的情况时也可能发生。所以，需要确认是否是营养不良所造成体重减少。

（三）食物摄取量

食物摄取量是通过咨询患者及观察实际摄取情况而评价的项目，也可以用于布雷登量表中的营养评价。食物摄取量在连续数日摄入一般情况下的 1/2 以下食物时，有可能成为营养不良状态。同时，由于水分、钠不足而有可能会脱水、食欲缺乏，需要进行确认。

可食率，即使达到 100％，由于食物形态（流食、软烂食）及提供营养很少等，在确认的同时进行综合评价。

（四）灵活运用营养评价工具

早期发现营养不良状态的工具有很多种，使用最多的是主观综合性营养评价（SGA）（图 7-1）及简易营养状态评价表（MNA）（图 7-2）。

图 7-1 主观综合性营养评价

A. 病症	1. 体重变化 之前 6 个月减少的体重：_____kg、减少率 _____% 之前 2 周的体重变化：□增加□没变□减少
	2. 摄取食物的变化（与平常相比） □无变化 □有变化（期间）_____（月、周、日） 食物内容：□固体食品□经肠营养□经静脉营养□其他
	3. 消化器官症状（之前持续 2 周） □无□恶心□呕吐□腹泻□食欲缺乏
	4. 功能性 □无功能障碍 □有功能障碍：（期间）（月、周、日） 类型：□有限的体力活动□可步行□卧床不起
	5. 疾病和所需的营养量 诊断名称： 代谢性应激：□无□轻度□中度□高度
B. 身体	（评分：0 分＝正常；1 分＝轻度；2 分＝中度；3 分＝高度） 损失皮下脂肪（三头肌、胸部）：_____ 损失肌肉（四头肌、三角肌）：_____ 足踝部分水肿：_____ 骶骨水肿：_____ 水肿：_____
C. 主观综合性营养评价	□营养状态良好□营养状态中等□高度营养不良

图 7-2 简易营养状态评价表

姓名：____ 性别 ____
年龄：____ 体重：____ kg 身高：____ cm 调查日期：____
请在下面的□内填写适当的数值，然后汇总这些分数，计算出筛查值
A.之前 3 个月有无因食欲缺乏、消化器官问题、咀嚼、吞咽困难等减少了饮食量
0 分＝饮食量明显减少
1 分＝饮食量减少为中度
2 分＝减少了饮食量
B.之前 3 个月体重有无减少
0 分＝减少 3kg 以上
1 分＝不清楚
2 分＝减少 1～3kg
3 分＝体重没减少
C. 自己能走路吗
0 分＝经常卧床不起或是使用轮椅
1 分＝可以下床或是离开轮椅，但是不能外出
2 分＝可以自由外出
D.之前 3 个月有无精神压力及急性疾病
0 分＝有
2 分＝无
E.有无神经和精神方面的问题
0 分＝有强度老年痴呆症或是抑郁症
1 分＝有中等老年痴呆症
2 分＝无精神方面的问题
F1.BMI（kg/m²）：体重（kg）/身高（m）²
0 分＝ BMI 低于 19kg/m²
1 分＝ BMI 高于 19kg/m²，低于 21kg/m²
2 分＝ BMI 低于 21kg/m²，高于 23kg/m²
3 分＝ BMI 高于 23kg/m²
不能做 BMI 测试者，可以不做 F1 测试，而以 F2 测试代替
能做 BMI 测试者，仅回答 F1 测试问题即可，不做 F2 测试
F2. 小腿周长（cm）：CC
0 分＝ 31cm 以下
3 分＝大于 31cm
筛查值（最高 14 分）
12～14 分：营养状态良好
8～11 分：可能是营养不良（At risk）
0～7 分：营养不良

1. 主观综合性营养评价（SGA）

SGA 是通过检查及问诊而得到的信息，是筛查营养状态的工具，由身体检测、消化器官症状、食物摄取状况、日常生活活动能力评定等构成。SGA 是主观评价，最好综合生化检查及其他营养信息后做出评价。即使只有一项评价项目有问题，也可能是营养不良状态。

2.MNA

MNA 用于老年人的营养评价工具。通过影响老年人因营养不良而卧床不起和有关认知障碍等 6 项评价项目进行评价。"营养不良"（0~7 分）、"可能是营养不良"（8~11 分）时，可考虑早期营养干预。

二、压疮发生前的营养疗法

（一）营养不良患者预防压疮的营养疗法

蛋白质 - 能量营养不良（PEM）分为消瘦、恶性营养不良、消瘦及恶性营养不良混合型 3 类。

PEM 患者平时不能确保充分的营养量时，需要通过高能量、高蛋白的营养辅助食品进行补充。

摄取营养辅助食品时，为了不影响日常饮食，要通过加餐进行补充营养。特别是经口摄取量少时，需要减少不能产生太多能量及蛋白质的蔬菜类等的分量，增加高能量、高蛋白食物。

利用经口产品和经肠营养产品及营养辅助食品时，在确认体重变化、血清白蛋白值等生化检查的同时及时调整。

1. 蛋白质及能量营养不良状态（PEM）的特征

（1）消瘦：指长期缺乏能量及蛋白质的状态。由于长期缺乏能量，体重明显减轻，即为瘦弱 [体质指数（BMI）低于 $18.5kg/m^2$]。有皮下脂肪减少及肌力下降，但还保持着免疫功能、血清蛋白（总蛋白、白蛋白）正常等。

（2）恶性营养不良：也称为低蛋白营养失调症，比起能量，蛋白的摄取很少。由于是低白蛋白血症，所以伴有水肿及腹水，体重不变或是增加。

（3）消瘦及恶性营养不良混合型：除了瘦弱之外，还伴有低白蛋白血症的营养不良状态。其特征是皮肤如玻璃纸样。

2. 计算所需的营养量

（1）能量：所需能量的计算方法各种各样，在此阐述典型的计算方法。无论使用哪种计算方法，都需要测量体重。体重明显减少时，或想要增加体重但是未发现有变化时，在现有的能量基础上增加 200~500kcal（假定每个月增加 1~2kg 的体重），然后观察情况。

所需总能量（TEE）是基础能量消耗量（BEE）乘以活动系数和应激系数算出。
男性:BEE = 66.47 + 13.75× 当下体重（kg）+ 5.0× 身高（m）−6.76× 年龄（岁）;
女性:BEE = 655.1 + 9.56× 当下体重（kg）+ 1.85× 身高（m）−4.68× 年龄（岁）。

总能量（TEE）（kcal）＝ BEE（kcal）× 活动系数 × 应激系数

活动系数：卧床不起，1.0；可步行，1.2；劳动，1.4 ~ 1.8。

应急系数见表7-4。

表 7-4 应激系数

内容	数值
长管骨骨折	1.15 ~ 1.3
癌症 /COPD	1.1 ~ 1.3
腹膜炎 / 败血症	1.1 ~ 1.3
脏器损害	1.2 ＋每增加 1 个脏器加 0.2，4 个脏器以上为 2.0
烧伤	1.2 ~ 2.0（烧伤范围每增加 10%，增加 0.2）（最大 2.0）
体温	每升高 1.0℃增加 0.2 37℃，1.2；38℃，1.4；39℃，1.6；40℃以上，1.8
胆囊和胆总管切除、乳房切除	1.2
全胃切除、胆囊切除	1.6
重症感染 / 多发外伤	1.2 ~ 1.4
多器官功能不全综合征	1.2 ~ 2.0
压疮	1.2 ~ 2.0
胃大部切除、大肠切除	1.4
胰、十二指肠切除、肝切除、食管切除	1.8

使用当下体重的简易方式：根据 NPUAP/EPUAP 指南预防压疮，需要 25 ~ 30kcal/（kg·d）。

当下体重（kg）×[25 ~ 30kcal/（kg·d）]

（2）蛋白质：在 NPUAP/EPUAP 指南中，有营养风险和发生压疮风险时，需要 1.25 ~ 1.5g/（kg·d）蛋白质。但是住院时所需量不明确，所以，1.0 ~ 1.2g/（kg·d），根据监控情况进行校正。有明显的肾病及肝衰竭等，按照病情严重程度，从 0.6 ~ 0.8g/（kg·d）开始，确认尿素氮或肌酐升高、排出的尿蛋白及 NH3 等同时进行增量。

（3）水分：给予一般所需量时，维持水分的量因不同的年龄而有所不同，但是一般是 25 ~ 40mL/（kg·d）水分。

3. 选择高能量、高蛋白质营养辅助食品时的注意事项

有基础疾病糖尿病时，需要确认血糖值后进行补充。脂肪含量多的营养剂（能量比为 35% 以上）不容易发生餐后高血糖。

需要限制蛋白质时，要给予充足的能量，需要根据 PEM 及压疮的程度进行调整。

（二）不能经口摄取患者的营养疗法

给予营养的途径有经口、经肠（经管）、静脉等。

因脑功能障碍及昏睡或是由于老龄、肌力偏低等有吞咽障碍的情况，以及明显的

呕吐等时，不能经口补充营养时，要经肠补充营养。

不能经肠时，选择静脉补充营养。根据患者的病情，可同时经肠营养和静脉营养。

无论是哪种情况，必须是在考虑患者目标及预后的基础上，决定补充营养的途径。日本静脉经肠营养学会制定的营养疗法的决策树。

经肠（经管）营养途径中有经鼻胃管、胃瘘、空肠瘘等，根据补充期间及病情选择合适的途径。

三、压疮发生后的营养疗法

（一）营养评价

对压疮患者进行营养评价，进行适当的营养管理，有助于改善营养状态。评价营养的次数，根据不同的病例而各不相同，但是 NPUAP/EPUAP 指南指出，最好是在每次状态有变化时或是未见伤口有向闭合的趋势时，定期进行评价。评价营养的内容、方法与预防压疮相同。

发生压疮的多为老年人，所以在注意肾功能及肝功能中蛋白质的同时，按照所需量进行补充。

1. 能量

按照所需量的标准，约 1.55 倍基础能量消耗量（BEE）进行补充，可以促进压疮的愈合。因此，可以将 1.5 倍以上当作目标，进行补充。这是在统一对营养管理之外的压疮护理基础上的调查结果（表 7-5）。

表 7-5 压疮患者的能量和蛋白质补给量

项目	压疮预防和管理原则	NPUAP/EPUAP 原则	备注
能量	BEE 的 1.5 倍以上	30～35g/（kcal·d）	·补给能量过少，机体蛋白质合成低下 ·确认高龄者肝、肾功能低下 ·创伤治愈延迟时，NPC/N = 80～100
蛋白质	必要的均衡量	1.25～1.5g/（kcal·d）	

NPUAP/EPUAP 指南中所期望的能量值为 30～35kcal/kg，相当于 BEE 的 1.5 倍。仅依靠食物不能给予充分的所需量时，需要同时利用营养辅助食品，以及经肠营养、静脉营养进行补充。

2. 蛋白质

蛋白质是合成身体所需蛋白及向细胞组织输送血红蛋白等所必需营养元素。在伤口愈合过程中还会形成新生毛细血管和成纤维细胞。因此，所需蛋白质多于平时。供给的能量过少时，蛋白质合成的能量降低，被用于供给能量。补充蛋白质时，应确保所供能量充分。

设定所需量时先确定非蛋白热量比值（NPC/N）：无应激、肾功能正常时为 50~200；有应激、压疮没有改善时为 80~100；肾衰竭时为 200 以上。在 NPUAP/EPUAP 指南中规定为按照患者的状态，每天供给 1.25~1.5g/（kg·d）的量。

老年人肾功能及肝功能多出现减弱，所以一次补给的量不宜过大，在确认尿素氮/肌酐的值，以及谷草转氨酶、丙氨酸氨基转移酶等生化检查数据之后加以调整。

（二）补充特定的营养素

伤口愈合过程中不仅需要补充充足的能量及蛋白质，还需要补充锌、藻酸钠、抗坏血酸等各种元素。

1. 锌

锌是合成核酸和蛋白、保持味觉和免疫功能、促进红细胞及组织代谢必需的营养元素，作用于皮肤的新陈代谢，具有促进伤口修复的作用。NPUAP/EPUAP 指南指出，发现缺乏锌时，每天可给予 40mg 以上的锌。目前是按照日本厚生劳动省的食物摄取标准量 7~9mg/d，不足时则给予补充。

锌主要包含在蛋白质含量多的牡蛎、牛肉、肝脏、蛋品、乳制品等食品中。因此，微量元素长期摄入不足，则有可能缺锌。在静脉营养管理时，如果连续 14 天不补充微量元素制剂，则可能会有缺锌症状。

2. 藻酸钠

藻酸钠具有促进合成蛋白质、胶原的作用。但是，在严重败血症患者中，因为产生一氧化氮（NO）的可能性大，有加重炎症及预后恶化可能，要慎重补给。每天补充 9g 藻酸钠等营养辅助食品，能促进压疮愈合。

3. 抗坏血酸

抗坏血酸（维生素 C）有合成胶原、维持造血功能、抗氧化等作用。属于水溶性维生素，即使一次大量给药，不能吸收的部分也会通过尿液排出体外。因此，需要分次补给。

4. 其他营养元素

促进压疮愈合的营养元素及其他营养元素汇总见表 7-6。

表 7-6 促进压疮愈合需考虑的营养元素

营养元素	特征和作用	日本人食物摄取标准（2010 年）70 岁以上
维生素 A	胶原合成 血管新生 上皮形成	800U/d 上限量 2700U/d
铁	红细胞构成要素 向各个组织氧搬运	6mg/d 男性 50mg/d 女性 40mg/d
铜	能量和铁的代谢 产生神经传达物质 除去活性氧	男性 0.7mg/d 女性 0.6mg/d 上限量 10mg/d
谷酰胺	一定条件下产生氨基酸 促进蛋白质胶原合成 免疫活性作用 维持肠道黏膜	
HMB	氨基酸的代谢产物 抑制蛋白质的合成和分解	

（三）专业营养师及团队干预

营养管理师及营养支持团队（NST）等专业营养管理团队的干预有积极作用。

有基础疾病或需要严格营养管理时，需有营养管理师及 NST 联合起来进行营养管理。

NPUAP/EPUAP 指南建议营养管理师及营养支持团队干预治疗。

老年压疮患者大多十分瘦弱，脂肪和肌肉蛋白质都很少。因此，在活动量很少的老年人中，增加体重则意味着增加脂肪及肌肉蛋白质。另外，需要减重的肥胖患者，不适合将体重增加作为评价项目。最好每周定期测量体重，如果所需量足够，规定为每 2 周、1 个月、3 个月等期限进行 1 次评价。体重减少时，需要重新设定补给量。

第八章 体液和酸碱平衡失调患者的护理

正常的体液容量、电解质含量、渗透压及酸碱度是维系机体代谢和各器官系统生理功能的基本保证。在神经 - 内分泌系统的调节下，机体始终维持体液状态的相对平衡，这种内环境的平衡保证了人体新陈代谢等生命活动的正常进行。创伤、感染、手术及其他外科疾病均可导致水、电解质和酸碱平衡失调，若代谢失调的程度超过人体的代偿能力，则常可引起严重后果，甚至危及生命。因此，在临床护理工作中掌握水、电解质和酸碱平衡的基本理论及失衡时的临床表现对提高临床监护能力和诊治水平十分重要。

第一节 体液平衡的概述

机体在神经 - 内分泌系统的调节下，单位时间内水、电解质的排出和摄入保持相对平衡，以维持机体内环境的稳定称为体液平衡。体液平衡包括水平衡、电解质平衡、渗透压平衡和酸碱平衡。

一、体液的组成与分布

（一）体液的组成

体液由溶剂（水）和溶质（无机盐、低分子有机化合物及蛋白质等）组成。无机盐及低分子有机化合物均属于晶体物质，而蛋白质则属于胶体物质。无机盐及蛋白质在水中能离解成带正电的阳离子和带负电的阴离子，故又称电解质。低分子有机化合物在水中以分子状态存在，称为非电解质。因此，体液是多种晶体液、胶体液、电解质液、非电解质液组成的复杂混合液。

（二）体液的分布

人体内体液的总量因性别、年龄和胖瘦而异。成年男性的体液量约占体重的60%；女性因脂肪组织较多，其体液量约占体重的55%；婴幼儿的体液量占体重的70%~80%，随着年龄的增长和体内脂肪组织的增多，其体液量将有所下降。

体液主要分布于细胞内、外，分别称为细胞内液和细胞外液。细胞内液大部分位于骨骼肌内，在男性占体重的40%，在女性占体重的35%；细胞外液占体重的20%。

细胞外液包括血浆和组织间液两部分，其中血浆占5%，组织间液占15%。由于机体所有的细胞均浸泡在细胞外液中，且依赖细胞外液进行物质交换，因此细胞外液又称机体的内环境。

体液的分布还可以用三个间隙的分布表示。

（1）细胞内液所在的空间称为第一间隙，是细胞进行物质代谢的场所。

（2）细胞外液的主体部分，即组织间液和血浆所在的空间称为第二间隙。其中，细胞外液具有快速平衡水、电解质的作用，属于功能性细胞外液。

（3）第三间隙是指存在于体内的密闭腔隙，如胸腔、腹腔、心包腔、脑室、关节腔、肠腔和脊髓腔等腔隙。这些腔隙中有少量液体属于细胞外液，虽有各自的功能，但其调节体液平衡的作用极小且慢，属于非功能性细胞外液，仅占体重的1%~2%。

此外，有些无功能性细胞液的变化也可导致机体水、电解质和酸碱平衡显著失调，如肠梗阻患者频繁呕吐可造成体液失衡和酸碱失衡。

二、水平衡

机体内环境的稳定有赖于体内水分的恒定。在正常情况下，人每日水的摄入和排出保持动态平衡。正常成人每日水的出入量均维持在2000~2500mL，称为日生理需要量。

三、电解质平衡

电解质在细胞内液和细胞外液中的分布有显著的不同。细胞外液中的主要阳离子为Na^+，主要阴离子为Cl^-、HCO_3^-和蛋白质；细胞内液中的主要阳离子为K^+和Mg^{2+}，主要阴离子为HPO_4^{2-}和蛋白质。维持细胞内、外电解质平衡的主要电解质是Na^+和K^+。

（一）Na^+平衡

Na^+是细胞外液中最重要的阳离子，正常血清钠浓度为135~145mmol/L，平均为142mmol/L。Na^+主要在细胞外液渗透压、神经肌肉的兴奋性和液体容量的维持中起决定性作用。Na^+减少可引起细胞外液渗透压降低、脱水或血容量不足；Na^+增多则可造成细胞外液渗透压升高、水肿成血容量增加。正常成人的每日需钠量为5~9g，其主要来源为食盐。Na^+由小肠吸收，从尿、粪和汗中排出。肾脏是Na^+平衡的主要调节器官。钠盐摄入过多时肾脏排钠增加，摄入过少时肾脏排钠减少，没有钠盐摄入时肾脏就停止排钠。

（二）K$^+$平衡

K+ 是细胞内液中主要的阳离子，人体钾总量的 98% 在细胞内，正常血清钾浓度为 3.5~5.5mmol/L。K$^+$ 主要维持细胞的正常代谢、细胞内液的渗透压和酸碱平衡，增加神经肌肉应激性和抑制心肌收缩能力。在正常情况下，成人对钾的日需量为 2~3g，其主要来源为食物。K$^+$ 经消化道吸收，80% 由肾脏排出。肾脏对 K$^+$ 平衡的调节能力很低，在禁食和低血钾时，肾脏仍继续经尿排钾。因此，患者禁食 2 天以上时必须经静脉补钾，否则将出现低钾血症。

四、酸碱平衡

人体正常的生理和代谢活动需要一个酸碱度适宜的体液环境。正常人血液的酸碱度（pH）为 7.35~7.45，略偏碱性。但人体在代谢过程中不断产生酸性物质和碱性物质，使体液中的 H+ 浓度经常变化。因此，机体就需要通过血液缓冲系统、肺和肾三条途径来维持体液的酸碱平衡。

（一）血液缓冲系统

血液缓冲系统由弱酸与其碱性盐配对组成，主要的缓冲对有 HCO_3^-/H_2CO_3、HPO_4^{2-}/H_2PO_4 和 Pr$^-$/HPr。其中，HCO_3^-/H_2CO_3 最为重要，其比值决定了血浆的 pH，当 HCO_3^-/H_2CO_3 的比值为 20：1 时，血浆 pH 可维持在正常范围内。血液缓冲系统具有作用快、持续时间短暂的特点。

（二）肺

肺通过排出体内的 CO_2 调节酸碱平衡。当动脉血的二氧化碳分压（$PaCO_2$）降低时，呼吸中枢受到抑制，呼吸变浅变慢，以减少 CO_2 的排出，保存血内的 H_2CO_3；而 $PaCO_2$ 升高则刺激颈动脉窦和主动脉弓的化学感受器，使呼吸中枢兴奋，导致呼吸加深加快，使 CO_2 被迅速排出，以减少血液中的 H_2CO_3。

（三）肾

肾通过改变排出固定酸及保留碱性物质的量来维持血浆的 HCO_3^- 浓度，使血浆的 pH 保持稳定。肾脏是调节酸碱平衡最重要的器官，正常尿液的 p^H 为 6，其 H$^+$ 浓度是血液的 10 倍多。肾脏调节酸碱平衡的主要机制为：通过 Na$^+$-H$^+$ 交换而排 H$^+$，通过 HCO_3^- 的重吸收而增加碱储备，通过产生 NH_3 并与水结合成 NH4$^+$ 后排出 H$^+$，通过尿的酸化过程而排 H$^+$。

第二节 水、钠代谢紊乱患者的护理

一、缺水和缺钠患者的护理

水和钠的关系十分密切，临床上缺水和缺钠常同时存在。引起水和钠代谢紊乱的原因不同，造成机体缺水和缺钠的比例也不同：水和钠可按比例丧失（等渗性缺水），也可缺水多于缺钠（高渗性缺水），或缺水少于缺钠（低渗性缺水），因而引起的病理生理变化和临床表现也有不同。

（一）缺水和缺钠的概述

1. 分类

（1）高渗性缺水：又称原发性缺水，是指水和钠同时缺失，但失水多于失钠，血清钠浓度高于正常范围，细胞外液呈高渗状态，细胞外液渗透压升高。

（2）低渗性缺水：又称慢性缺水或继发性缺水，是指水和钠同时丢失，但失钠多于失水，血清钠浓度低于正常范围，细胞外液呈低渗状态，细胞外液渗透压降低。

（3）等渗性缺水：又称急性缺水或混合性缺水，是外科最常见的缺水类型。水和钠成比例丧失，细胞外液量迅速减少，血清钠浓度仍维持在正常范围内，细胞外液渗透压还在正常范围内。

2. 病因

（1）高渗性缺水的病因：水分摄入不足，见于长期禁食、吞咽困难、昏迷而未补充液体、鼻饲高浓度的肠内营养液或静脉注射大量高渗液体；水分丧失过多，见于高热大过出汗、大面积烧伤暴露疗法、气管切开术后及应用渗透性利尿药；器质性病变，见于肾衰竭多尿期、糖尿病酸中毒。

（2）低渗性缺水的病因：消化液持续性丢失，如反复呕吐、腹泻、长期胃肠减压或慢性肠梗阻等，以致大量钠盐丢失过多；大面积创面的慢性渗液；治疗性原因，如应用排钠性利尿药 [如氯噻嗪、依他尼酸（利尿酸）等] 抑制肾小管对 Na^+ 的重吸收；治疗高渗性缺水时补充水分过多。

（3）等渗性缺水的病因：消化液的急性丢失，见于大量呕吐、腹泻和消化道瘘；体液的丧失，见于大面积烧伤的早期等；体液进入第 1 间隙，见于急性腹膜炎、胸腔积液。

3. 临床表现

（1）高渗性缺水的临床表现：根据缺水程度，高渗性缺水可分为轻、中、重三度。

①轻度缺水：除口渴外，患者无其他临床症状。缺水量为患者体重的2%~4%。

②中度缺水：患者表现为极度口渴、烦躁、乏力、唇舌干燥、皮肤及黏膜弹性下降、眼窝凹陷、尿少、尿比重高等。缺水量为患者体重的4%~6%。

③重度缺水：除上述症状外，患者可出现脑功能障碍症状，如躁狂、幻觉、谵妄，甚至昏迷等。缺水量超过患者体重的6%。

（2）低渗性缺水的临床表现：细胞外液减少所致血容量下降是其主要特点。根据缺钠程度，低渗性缺水可分为轻、中、重三度。

①轻度缺钠：患者感到疲乏、头晕、手足麻木，尿量增多、尿中 Na^+ 减少，血清钠尝试低于135mmol/L，失 NaCl 的量约为0.5g/kg（体重）。

②中度缺钠：除上述症状外，患者还可有恶心、呕吐、脉搏细速、血压不稳定或下降、脉压变小、浅静脉塌陷、视物模糊、直立性低血压、尿量减少等表现。患者的血清钠浓度低于130mmol/L，失 NaCl 的量为0.5~0.75g/kg。

③重度缺钠：患者常发生休克，表现为神志不清、四肢痉挛性抽搐，甚至昏迷。患者的血清钠浓度低于120mmol/L，失 NaCl 的量为0.75~1.25g/kg。

④等渗性缺水的临床表现：患者既有缺水症状又有缺钠症状。患者一般不口渴，有食欲缺乏、乏力、口唇干燥、眼窝凹陷、皮肤弹性降低及少尿等表现。当短时间内体液丧失达体重的5%时，患者可出现脉搏细速、肢端湿冷、血压不稳或下降等血容量不足的症状；当体液继续丧失至体重的6%~7%时，患者的休克表现明显，且常伴代谢性酸中毒。如果患者丧失的体液是大量胃液，因有 H+ 大量丧失，则可并发代谢性碱中毒。

4. 辅助检查

（1）尿液检查：包括尿量、pH、相对密度（比重）、尿糖及酮体等的测定。低渗性缺水患者的尿比重低于1.010，尿中的 Na^+ 和 Cl⁻ 常明显减少，高渗性缺水患者的尿比重增高。

（2）血常规检查：患者的红细胞计数、血红蛋白值、血细胞比容均有增高。

（3）血电解质测定：高渗性缺水患者的血清钠浓度大于150mmol/L，低渗性缺水患者的血清钠浓度低于135mmol/L，等渗性缺水患者的血清钠浓度基本正常。

5. 治疗要点

对缺水和缺钠，临床首先要处理原发病，防止体液继续丢失，然后根据缺水的类型和程度进行相应的治疗。

（1）高渗性缺水：鼓励患者多饮水，以利于机体发挥自身调节功能；对不能口服的患者，可给予其静脉滴注5%葡萄糖溶液或低渗的0.45%NaCl溶液，以补充已丧失的水分；脱水症状基本纠正，尿量增加，尿比重和血清钠降低后，可为患者补充适量的等渗盐水。

（2）低渗性缺水：对轻、中度缺钠者，可为其静脉补充 5% 葡萄糖盐水；对重度缺钠者，可先为其静脉补充晶体溶液（如复方乳酸氧化钠溶液、等渗盐水等），然后输胶体溶液（如低分子右旋糖酐溶液、血浆等），以补充血容量，再静脉输注高渗盐水（3%~5%NaCl 溶液）200~300mL，纠正体液的低渗状态。

（3）等渗性缺水：临床可为患者静脉滴注平衡盐溶液或等渗盐水，以尽快补充血容量。需要注意的是，对大量补液者应用平衡盐溶液，不用等渗盐水，以防引起酸中毒。

（二）缺水和缺钠的护理要点

1. 护理评估

（1）健康史评估：护士应询问患者的年龄、体重和生活习惯。护士应了解患者是否存在导致水和钠代谢紊乱的相关因素，如昏迷、高热、急性腹膜炎、急性肠梗阻、肠瘘、大面积烧伤、反复呕吐、长期腹泻等。了解患者的补液方案是否合理，有无过量应用利尿剂、快速输入高渗液体、长期胃肠减压等。

（2）身体状况评估：护士应评估患者缺水和缺钠的程度，有无休克征兆、体重下降的情况，以及有无频繁、大量的呕吐、腹泻等表现。

（3）辅助检查结果：护士应评估患者的辅助检查，如尿液检查、血常规检查、血电解质测定的结果，以辅助诊断。

（4）社会心理评估：患者常因原发病的影响及体液大量丢失而有焦虑、紧张表现，以及对疾病预后的担忧等。护士应评估患者的心理状态，了解患者家属对患者的关心程度和支持能力等。

2. 护理诊断

（1）体液不足：与体液大量丢失或水、钠摄入不足有关。

（2）有受伤的危险：与直立性低血压和脑功能障碍有关。

（3）潜在并发症：主要为失液性休克。

（4）焦虑：与担心疾病的预后有关。

3. 护理措施

（1）去除病因：护士应遵医嘱对患者采取有效措施以消除或控制引起体液失衡的危险因素，减少或阻止体液的继续丢失，这是防治体液失衡的根本措施。

（2）实施液体疗法：对已发生水、钠代谢失衡的患者，护士应遵医嘱及时、正确地为其补充液体。护士在为患者补液时一般应注意四个方面的问题：补液总量（补多少）、液体种类（补什么）、输液方法（怎么补）和疗效观察（补得如何）。

①补液总量：包括生理需要量、累积损失量和继续损失量三部分。

A.生理需要量：指正常日需量。一般成人的生理需水量为每日 2000~2500mL，NaCl 的每日需要量为 5~9g。每日生理需水量的简易计算方法为：体重的第 1 个 10kg × 每日 100mL/kg ＋体重的第 2 个 10kg × 每日 50mL/kg ＋其余体重 × 每日 20mL/kg。对 65 岁以上的个体或心脏病患者，实际补液量应少于上述计算所得；婴儿及儿童的体液量与体重之比高于成人，故每千克体重所需的水量也相对较大。

B.累积损失量：又称累积失衡量，即从发病到制订补液计划前已经丢失的体液量。对高渗性缺水、等渗性缺水患者，可按缺水程度估计累积失水量，轻、中、重度缺水补充的液体量分别为体重的 2%~4%、4%~6%、6% 以上；对低渗性缺水患者，按缺钠程度估计累积失盐量，再将其转换为等渗盐水累积损失量的计算。只是临床上粗略的估计，要避免一次输入过多，一般第 1 天只补给计算域的 1/2，第二天补给剩余的 1/2。

C.继续损失量：又称额外丧失量，是治疗过程中继续丢失的体液量，这部分损失量的补充原则是"丢多少，补多少"。因此，对呕吐、腹泻、体液引流等患者，护士要严格记录其各项排出量。体温升高可使体液经皮肤蒸发增多，体温每升高 1℃，每日每千克体重要多补充水分 3~5mL；若明显出汗，则失水更多，大汗湿透一身衬衣裤时约需补充水分 1000mL。气管切开的患者呼吸道蒸发的水分是正常人的 2~3 倍，故对气管切开患者呼吸道蒸发的水分是正常人的 2 ~ 3 倍，故对气管切开患者应每日为其增加补充水分 800~1200mL。在临床上，当日的继续损失量一般安排在次日补给。

在临床上，当日的继续损失量一般安排在次日补给。

患者入院第 1 个 24 小时内的补液量是纠正体液失衡的关键。补液量的估计不可机械地进行，而应根据患者的病情变化边输液、边观察、边调整。

第 1 天的补液量 = 生理需要量＋ 1/2 累积损失量

第 2 天的补液量 = 生理需要量＋ 1/2 累积损失量（酌情调整）＋前一天的继续损失量

第 3 天的补液量 = 生理需要量＋前一天的继续损失量

②液体种类：所补液体的种类原则上是"缺什么，补什么"，但要"宁少勿多"，应充分发挥机体的调节代偿作用而达到正常平衡，避免矫枉过正所导致的更复杂的体液平衡紊乱。

A.生理需要量：按机体对盐、糖的日需量配置。一般成人补给 5% ~ 10% 葡萄糖溶液 1500mL，1.5% 葡萄糖盐水溶液（含糖 5%，含氯化钠 0.9%）500 ~ 1000mL。

B.累积损失量：根据缺水的性质（类型）选择补充液体的种类。高渗性缺水补液以 5% 葡萄糖溶液为主，待缺水情况基本改善后，再补适量等渗盐水，葡萄糖溶液与等渗盐水的比例可粗略按 2∶1 估计。低渗性缺水以补充 5% 葡萄糖盐水溶液为主，重度缺钠者可补充适量高渗氯化钠溶液。等渗性缺水一般补给平衡盐溶液或等渗盐水。

对血容量不足或已发生休克者，应以补充平衡盐溶液为主进行扩容，同时补给适量胶体溶液。一般情况下，每输入晶体液 3000mL，同时需补给胶体液 500mL，以利于维持血浆胶体渗透压，恢复和维持血容量。

C. 继续损失量：根据实际丢失的体液成分补给，如发热、气管切开患者应主要补充 5% 葡萄糖溶液，消化液丢失者一般可补给林格溶液或平衡盐溶液等。

③输液方法：液体补充以口服最好、最安全。但外科多需静脉输液，应遵循一定的原则。

A. 先盐后糖：一般先输入等渗盐溶液，再给葡萄糖溶液。因为糖进入体内后可迅速被细胞利用，对维持体液渗透压的作用不大，故先补盐有利于稳定细胞外液渗透压和恢复细胞外液容量。但是，对高渗性缺水患者应先输入 5% 葡萄糖溶液，以求迅速降低细胞外液的高渗状态。

B. 先晶后胶：一般先输入一定量的晶体溶液（首选平衡盐溶液）以迅速扩容，改善血液浓缩，促进微循环血液灌注，然后输入适量胶体溶液以维持血浆胶体渗透压、稳定血容量。但是，对大量失血所致低血容量性休克，在抢救时应尽早补给胶体溶液（如全血、血浆、右旋糖酐等）。

C. 先快后慢：对明显缺水的患者，早期补液要快速。以尽快改善缺水、缺钠状态。第一个 8 小时补充总量的 1/2，剩余 1/2 总量在后 16 小时内均匀输入。休克患者常需两条静脉通路同时输入液体，必要时加压输液或静脉切开插管输液，当患者的一般情况好转后，应减慢滴速，以免加重心肺负担。但是。对心、肺等重要脏器功能障碍者、静脉滴注高渗盐水或经静脉特殊用药（钾盐、普萘洛尔、心血管活性药物等）者都要控制滴注速度，不可过快。

D. 液种交替：为避免在较长时间内单纯输注一种液体而造成体液平衡失调，盐类、糖类、酸类、碱类、胶体类各种液体要交替输入。但是，高渗性缺水初期宜持续补充葡萄糖溶液，低渗性缺水初期宜持续补充盐溶液，这是临床治疗的特殊需要。

E. 尿畅补钾：缺水和缺钠常伴缺钾，在缺水及酸中毒纠正后钾随尿排出增多，可使血清钾浓度下降，故应及时补钾。护士应注意患者的尿量必须在 30mL/h 以上时才可补钾，以免其发生高钾血症。

④疗效观察：在补液过程中，护士必须严密观察补液治疗的效果，注意患者有无不良反应，以便随时调整护理方案，积极处理异常情况。

A. 准确记录 24 小时液体出入量：护士要记录患者的各次进食液量、饮水量、静脉补液量、大小便量、呕吐和引流液量等，根据出入量数据，调整输液方案。

B.保持输液通畅：护士应注意输液管道是否顺利，穿刺局部有无肿胀、疼痛；患者有无发热、过敏反应和急性肺水肿，一旦出现应减慢输液速度或停止输液，并做紧急处理。

C.观察治疗反应：护士应观察患者的精神状态，如乏力、萎靡、烦躁、嗜睡等症状的好转情况；生命体征，如血压、脉搏、呼吸、体温的改善情况；脱水征象，如口渴、眼窝内陷、皮肤弹性等表现的恢复程度；辅助检查结果，如尿量、尿比重、血清电解质、肝及肾功能、心电图、中心静脉压等是否接近正常或恢复正常。

（3）改善营养状况：患者可因原发病而出现食欲降低、呕吐、腹泻等，从而影响其对营养素的摄入。因此，在纠正水、电解质代谢失衡的同时，护士应注意患者的营养状况，根据病情鼓励患者尽量经口摄入营养丰富的食物，为不能口服者提供肠外营养支持。

（4）防止意外损伤：护士应监测患者的意识状态和病情变化，对意识混乱及定向感丧失的患者采取适当的保护措施或安排专人护理，以防止其发生意外损伤。若患者血压过低，则除为其补充液体外，护士还应提醒患者缓慢改变体位，以避免因眩晕而跌倒受伤。

（5）维持皮肤及黏膜的完整性：护士应每日观察并记录患者的皮肤、黏膜状况，使患者保持口腔清洁。若患者发生口腔黏膜炎症或溃疡，护士应对其进行口腔护理。护士应协助虚弱及意识不清的患者翻身或做床上被动运动，以减少骨隆突处的受压时间，预防压疮。若病情允许，护士应鼓励患者下床活动。

（6）健康教育：①护士应向患者强调控制水、钠的重要性，为其讲解液体的合理补充方法，防止发生人为体液失衡。②护士应对缺水和缺钠的高发人群进行宣教。高温环境作业者、进行高强度体育活动者出汗较多时要及时补充水分，最好饮用含盐饮料；野外、矿井下、航海工作者应主动接受水源断绝环境下的生存知识教育。

二、水中毒患者的护理

水中毒又称稀释性低钠血症，是指机体摄水量超过了排出水量，水分在体内潴留，引起血浆渗透压下降和循环血量增多。水中毒较少发生。

（一）水中毒的概述

1.病因

引起水中毒的常见原因如下。

（1）肾功能不全，排尿能力下降。

（2）急性感染、严重创伤、大手术后等应激状态下抗利尿激素分泌增多。

（3）摄入水分过多或接受过多的静脉输液，如输液过多、过快、大量清水洗胃或灌肠等。

2. 临床表现

按起病的急、缓，水中毒可分为急性和慢性两类。

（1）急性水中毒：发病急骤，以脑细胞水肿症状最为突出，可致颅内压增高，引起神经精神症状，如头痛、嗜睡、躁动、精神错乱、定向力障碍、谵妄甚至昏迷。急性水中毒可伴有肺水肿，患者可有呼吸困难、咳大量粉红色泡沫痰等表现。

（2）慢性水中毒：患者的水中毒症状往往被原发病的症状掩盖，可表现为软弱无力、恶心、呕吐、嗜睡等。患者体重明显增加，皮肤苍白而湿润，一般无凹陷性水肿。

3. 辅助检查

（1）尿液检查：患者尿量增多，尿比重低于1.010。

（2）血常规检查：患者的红细胞计数、血红蛋白值、血细胞比容均降低，血液稀释。

（3）血电解质测定：患者的血清钠浓度低于120mmol/L。

4. 治疗要点

积极控制原发病，严格限制水的摄入量，采取相应的措施促进体内水分排出。

（二）水中毒的护理要点

1. 护理评估

（1）健康史评估：护士应询问患者的年龄、体重和生活习惯；了解患者有无肾功能不全、急性感染、严重创伤等；了解补液方案是否合理，是否摄入了过多的水分等。

（2）身体状况评估：护士应评估患者起病的急、缓，观察患者的精神状态，了解患者有无肺水肿表现等，评估患者原发病的治疗情况。

（3）辅助检查结果：护士应评估患者的辅助检查，如尿液检查、血常规检查、血电解质测定等的结果，以辅助诊断。

（4）社会心理评估：患者常因原发病的影响及脑细胞水肿而表现出烦躁不安，以及对疾病预后的担忧等。护士应评估患者的心理状态，了解患者家属对患者的关心和支持程度。

2. 护理诊断

（1）体液过多：与水分摄入过多、排出不足有关。

（2）有受伤的危险：与脑细胞水肿有关。

（3）潜在并发症：主要包括颅内压增高、脑疝、肺水肿。

3.护理措施

（1）纠正体液过多

①去除病因和诱因：对肾衰竭患者，必要时可采取透析疗法以排出其体内的积水；停止可能继续增加补液量的各种治疗，如应用大量低渗液或清水洗胃、灌肠等。对易引起抗利尿激素分泌过多的高危患者，如有疼痛、失血、休克、创伤、大手术等的患者，应严格按治疗计划补充液体，切忌补液过量和过速。

②相应治疗的护理：护士应严格控制患者的水的摄入量，使患者的每日摄入水量限制在 700mL 或 1000mL 以下；对重症水中毒者，应遵医嘱给予其静脉缓滴 3%~5%NaCl 溶液 250mL，或 20% 甘露醇 200mL 快速静脉滴注。以增加水分排出，减轻脑细胞水肿。此外，还可使用呋塞米等利尿药，以减少扩张的血容量。

（2）病情观察：护士应严密观察患者的病情变化，注意评估其脑水肿、肺水肿症状和体征的进展程度。

（3）防止发生意外损伤：参见缺水和缺钠患者的相关护理措施。

（4）健康教育：护士应为患者讲解液体的合理补充方法，嘱其避免短时间内过多、过快地摄入水分。

第三节 钾代谢异常患者的护理

人体内的钾主要存在于细胞内，正常成人的血清钾浓度为 3.5~5.5mmol/L。钾代谢异常包括低钾血症和高钾血症。钾来源于饮食，大部分经肾脏排出。肾对钾的调节能力较弱，在禁食或血钾很低时仍由尿排出一定量的钾盐，所以临床上以低钾血症常见。

一、低钾血症患者的护理

血清钾浓度低于 3.5mmol/L 称为低钾血症。

（一）低钾血症的概述

1.病因及病理生理

（1）钾摄入量不足：长期禁食或静脉营养液中钾盐补充不足可引起低钾血症。

（2）钾丢失过多：严重呕吐、腹泻、持续胃肠减压、肠瘘、长期应用排钾利尿剂（如呋塞米、依他尼酸等）、醛固酮增多症、肾小管性酸中毒等可引起低钾血症。

（3）钾分布异常：K^+向细胞内转移，如大量输入高渗葡萄糖或多种氨基酸、代谢性碱中毒等可引起低钾血症。此种低钾血症患者全身总钾量并无减少，原发病被纠正后，警惕发生高钾血症的可能。

2. 临床表现

（1）神经肌肉兴奋性降低：肌无力为低钾血症最早出现的临床表现。患者先出现四肢软弱无力，以后可延及躯干和呼吸肌，一旦呼吸肌受累，就可致呼吸困难或窒息。严重者可有软瘫、腱反射减弱或消失表现。

（2）消化系统功能障碍：由于胃肠平滑肌兴奋性降低，患者可出现食欲缺乏、恶心、呕吐、便秘、腹胀，以及胃肠道蠕动消失等肠麻痹症状。

（3）循环系统异常：主要为传导阻滞和节律异常，表现为心悸、心律失常、血压下降，严重者可出现心室颤动、心脏停搏于收缩期。

（4）代谢性碱中毒：低血钾时，细胞内的K^+移出，而H^+则进入细胞内，使细胞外H^+浓度降低；肾脏的远曲小管Na^+-K^+交换减少，Na^+-H^+交换增加，使H^+排出增多，故此时尿液呈酸性（反常性酸性尿）。以上两方面的作用导致患者出现低钾性碱中毒，患者可出现头晕、躁动、面部和四肢抽动、手足及口周麻木、手足搐搦、昏迷等表现。

3. 辅助检查

（1）实验室检查：患者的血清钾浓度低于3.5mmol/L。

（2）心电图检查：早期T波宽而低平或倒置，继而ST段降低，QT间期延长。U波有确诊价值。

4. 治疗要点

临床应积极处理引起低钾血症的原因，减少或终止钾的继续丢失。由于临床较难判断缺钾的程度，低钾血症的处理通常是分次补钾，边治疗边观察。口服补钾最安全，不能口服者可经静脉补钾。

（二）低钾血症的护理要点

1. 护理评估

（1）健康史评估：护士应询问患者有无禁食，有无呕吐、腹泻等症状，有无持续胃肠减压、长期应用利尿剂等引起低钾血症的诱因。

（2）身体状况评估：护士应评估患者有无肌无力的表现，是否存在消化系统功能障碍和循环系统异常表现，有无代谢性碱中毒的表现。

（3）辅助检查结果：护士应评估患者的实验室检查和心电图检查结果，以辅助诊断。

（4）社会心理评估：患者常肢体软弱无力，生活不能自理，出现呼吸困难、心悸、心律失常等症状，因而易产生恐惧情绪，有时甚至有濒死感。护士应评估患者的心理状态，了解患者及其家属对疾病的认识、反应，以及患者家属对患者的支持程度。

2. 护理诊断

（1）活动无耐力：与低钾血症所致肌无力有关。

（2）有受伤的危险：与四肢肌肉软弱无力，意识水平降低有关。

（3）潜在并发症：主要包括心律失常、心室纤颤等。

（4）知识缺乏：与患者缺乏低钾血症的病因、治疗及预防知识有关。

3. 护理措施

（1）控制病因：护士应遵医嘱积极处理患者的原发病，如止吐、止泻，以减少钾的继续丢失。在病情允许时，护士应尽早恢复患者的饮食，嘱其多进食肉类、牛奶、香蕉、橘子、番茄等含钾丰富的食物。

（2）补钾护理

①口服补钾：是最安全的补钾方式，常用 10% 氯化钾或枸橼酸钾溶液口服，每次 10mL，每日 3 次，但其对胃肠道的刺激较大。

②静脉补钾：无法口服补钾者需经静脉进行补给。临床上常用 10% 氯化钾稀释后静脉滴注。静脉补钾需要遵循以下原则。

A. 尿畅补钾：为患者进行静脉补钾前，护士应先了解患者的肾功能，因为肾功能不良可影响 K^+ 的排出。患者的尿量超过 40mL/h 或每日 500mL 时方可进行静脉补钾。

B. 浓度不过高：静脉输液中的 K^+ 浓度不宜超过 40mmol/L（相当于 3g 氯化钾），含量不宜超过 0.3%（1000mL 葡萄糖溶液加入 10% 氯化钾溶液＋能超过 30mL）。钾浓度过高时，静脉输液会引起强烈的疼痛，引起静脉炎。

C. 速度不过快：溶液应缓慢滴注，补钾速度不宜超过 20mmol/h。成人的静脉滴注速度不宜超过每分钟 60 滴。

D. 总量不过多：护士要严密监测患者的血清钾浓度，及时调整每日补钾总量。一般每日补钾 40～80mmol，以每克氯化钾等于 13.4mmol 钾计算，每日需补充氯化钾 3～6g。严重缺钾者的每日补氯化钾总量不宜超过 8g。

E. 禁止静脉直接推注：护士切不可将 10% 氯化钾溶液直接静脉内推注给患者，以免患者血钾浓度突然升高，导致心搏骤停。

（3）病情观察：静脉补钾时，患者的输液部位疼痛常提示液体中的 K^+ 浓度过高，护士应为其降低输液速度或药液浓度。护士要严密观察患者的呼吸、脉搏、血压和尿量，特别要注意患者有无呼吸困难、心室纤颤症状。

（4）减少受伤的危险：参见缺水和缺钠患者的相关护理措施。

（5）健康教育：对长时间禁食、胃肠减压或反复呕吐、腹泻者，护士应注意遵医嘱及时为其补钾，以防发生低钾血症。

二、高钾血症患者的护理

血清钾浓度高于 5.5mmol/L 称为高钾血症。

（一）高钾血症的概述

1. 病因及病理生理

（1）钾摄入量过多：如静脉补钾浓度过高、速度过快或总量过大，输入大量库存血等可引起高钾血症。

（2）钾排出减少：如发生急性肾衰竭时应用保钾利尿药，如螺内酯（安体舒通）、氨苯蝶啶；盐皮质激素分泌不足等，均可引起高钾血症。

（3）钾分布异常：细胞内的 K^+ 转移到细胞外，如严重组织损伤（挤压伤、大面积烧伤等）、重症溶血、代谢性酸中毒等可引起高钾血症。

2. 临床表现

高钾血症的临床表现无特异性，主要表现在神经、心脏和骨骼肌等方面。

（1）患者常表现为神志淡漠、感觉异常、恶心、呕吐、腹胀、腹泻等。

（2）患者肢体软弱无力、腱反射消失，严重者可发生软瘫并有呼吸困难的表现。

（3）患者皮肤苍白湿冷、全身麻木、肌肉酸痛；血压早期升高，晚期下降，出现传导阻滞、心动过缓、室性期前收缩、心室纤颤。患者最严重的表现为心搏骤停，多发生于舒张期。

3. 辅助检查

（1）实验室检查：患者的血清钾浓度高于 5.5mmol/L。

（2）心电图检查：患者早期心电图示 T 波高而尖，QT 间期延长，随后出现 QRS 波群增宽，PR 间期延长。

4. 治疗要点

由于高钾血症有导致患者心搏骤停的危险，因此，一经诊断应立即紧急处理。临床应积极处理原发病，改善患者的肾功能，立即停用一切含钾药物和溶液，避免进食含钾量高的食物，采取各种措施降低血清钾浓度，对抗心律失常，避免发生循环功能衰竭等并发症。

（二）高钾血症的护理要点

1. 护理评估

（1）健康史评估：护士应询问患者有无引起高钾血症的诱因，如肾衰竭少尿期、严重挤压伤、输入大量库存血等。

（2）身体状况评估：护士应评估患者的意识状态、神经反射、心脏和骨骼肌等方面的情况。

（3）辅助检查结果：护士应评估患者的辅助检查，如实验室检查、心电图检查等的结果，以辅助诊断。

（4）社会心理评估：患者常出现肢体软弱无力、呼吸困难、心动过缓、心律失常等症状，因而易产生恐惧心理及濒死感。护士应评估患者的心理状态，了解患者家属对疾病的认识、反应，以及对患者的支持程度。

2. 护理诊断

（1）活动无耐力：与高钾血症所致肢体软弱无力有关。

（2）潜在并发症：主要包括心律失常、心搏骤停等。

3. 护理措施

（1）控制病因：护士应遵医嘱积极处理患者的原发病，帮助患者寻找和去除引起高钾血症的原因。

（2）降低血清钾浓度

①禁钾：护士应嘱患者避免进食含钾量高的食物，禁用一切含钾的药物和溶液，禁用库存血。

②抗钾：患者发生心律失常时，护士可遵医嘱应用 10% 葡萄糖酸钙溶液 10～20mL 加等量 5% 葡萄糖溶液稀释后为患者缓慢静脉注射，也可将 10% 葡萄糖酸钙溶液 30～40mL 加入静脉补液内滴注，以拮抗钾抑制心肌的作用。

③转钾：使 K^+ 转移至细胞内。A. 先静脉注射 5% 的 $NaHCO_3$ 溶液 60～100mL，再静脉滴注 5% 的 $NaHCO_2$ 溶液 100～200mL，既可使血容量增加，血清 K^+ 得到稀释。又能使 K^+ 移入细胞内，同时输入的 Na^+ 可使肾远曲小管的 Na^+-K^+ 交换增加，使 K^+ 从尿中排出。B. 促使糖原合成，促使 K^+ 转入细胞内。可用 10% 葡萄糖溶液 500mL 或 25% 葡萄糖溶液 200mL＋胰岛素 10U 静脉滴注（每 5g 糖加 1U 胰岛素），每 3～4 小时重复用药。

④排钾。A. 阳离子交换树脂：可用聚磺苯乙烯，口服每次 15g，每日 4 次，可从消化道带走较多的 K^+。为防止便秘及粪块堵塞，护士可同时给予患者山梨醇或甘露醇口服，以起到导泻作用。B. 透析疗法：最有效的排钾方法，有腹膜透析和血液透析两种，一般用于经其他治疗仍无法降低血清钾浓度时。

（3）高钾血症的预防：①改善和保护肾功能；②保证患者有足够的热量摄入，避免体内蛋白质和糖原的大量分解而释放 K^+；③严重创伤者应彻底清创，控制感染；④大量输血时避免应用久存的库存血；⑤低钾血症患者应严格遵守静脉补钾的原则，以免发生高钾血症。

（4）减少受伤的危险：参见缺水和缺钠患者的相关护理措施。

（5）健康教育：护士应告知肾功能减退者和长期使用保钾利尿剂的患者限制含钾食物、药物的摄入，定期复诊，监测血钾浓度，以防发生高钾血症。

第四节 酸碱平衡失调患者的护理

一、代谢性酸中毒患者的护理

代谢性酸中毒是指体内酸性物质积聚或产生过多，或 HCO_3^- 丢失过多所致酸碱平衡失调，临床最常见。

（一）代谢性酸中毒的概述

1. 病因

（1）酸性物质产生或摄入过多：高热、腹膜炎、严重损伤、休克等引起的组织缺血、缺氧可使细胞内无氧酵解增加而导致乳酸堆积，引起乳酸性酸中毒。患糖尿病或长时间饥饿时体内脂肪分解过多，可形成大量酮体，引起酮症酸中毒。此外，因治疗需要应用氯化铵、盐酸精氨酸或盐酸过多，导致血中的 Cl^- 增多，$HCO3^-$ 减少，也可引起代谢性酸中毒。

（2）酸性物质排出减少：肾小管功能障碍或应用肾毒性药物（如碳酸酐酶抑制剂）等可致内生性 H^+ 不能排出体外或 $HCO3^-$ 重吸收减少，引起代谢性酸中毒。

（3）碱性物质丢失过多：腹泻、胆瘘、肠瘘或胰瘘等导致碱性消化液大量丧失而致代谢性酸中毒。

（4）高钾血症：细胞外液 K^+ 增多，与细胞内 H^+ 交换，引起细胞外 H^+ 增加，导致代谢性酸中毒。

2. 临床表现

轻者可无明显症状，重者可有疲乏、眩晕、嗜睡、感觉迟钝或烦躁不安等表现。

（1）呼吸系统症状：典型表现是呼吸深而快（Kussmaul's 呼吸），患者的呼吸频率可高达每分钟 50 次，呼出气体有酮味（烂苹果味）。

（2）心血管系统症状：发生代谢性酸中毒时，血中的 H^+ 增多，且常伴血 K^+ 浓度升高，可抑制心肌收缩力，表现为心率加快、心音低钝、血压偏低；H+ 增多可刺激毛细血管扩张，致患者面色潮红、口唇呈樱红色。

（3）中枢神经系统症状：发生代谢性酸中毒时，脑细胞的代谢活动受到抑制，患者可有头痛、头晕、嗜睡表现，严重者可意识不清、昏迷，伴对称性肌张力减退、腱反射减弱或消失。

（4）其他症状：患者可伴有不同程度的缺水。由于代谢性酸中毒可影响心肌收缩力和周围血管对儿茶酚胺的敏感性，故患者易发生休克、急性肾功能不全。

3. 辅助检查

（1）动脉血气分析。①代偿期：血液 pH 可在正常范围，但血浆 HCO_3^-、BE（碱剩余）和 $PaCO_2$ 有一定程度的降低。②失代偿期：血液 pH < 7.35，HCO_3^- 明显下降（正常值为 22 ~ 27mmol/L），$PaCO_2$ 正常（正常值为 35 ~ 45mmHg）。

（2）其他：常合并高钾血症，患者的尿呈强酸性。

4. 治疗要点

积极治疗原发病是纠正代谢性酸中毒的关键。轻度代谢性酸中毒（血浆中的 HCO3- 为 16 ~ 187mmol/L）患者经消除病因和补液纠正缺水后，酸中毒常可自行纠正，不必用碱剂治疗。重度代谢性酸中毒（血浆中的 HCO3- 低于 15mmol/L）患者在补液的同时需用碱剂治疗，首选 5%NaHCO3 溶液，首次可补给 100 ~ 250mL，用后 2 ~ 4 小时复查动脉血气及血清电解质，根据测定结果再决定后续治疗方案。

（二）代谢性酸中毒的护理要点

1. 护理评估

（1）健康史评估：护士应评估患者是否存在产酸、储酸过多的因素；是否存在酸性代谢产物排出障碍的因素；有无高钾血症；有无其他体液失衡等。

（2）身体状况评估：护士应评估患者的呼吸频率、心率、心律、意识状态等。

（3）辅助检查结果：护士应评估患者的辅助检查，如动脉血气分析等的结果，以辅助诊断。

（4）社会心理评估：患者常因起病急，同时有严重的基础疾病而倍感焦虑和恐惧。护士应评估患者对疾病的认识程度和心理反应；了解家属对疾病的认识、反应及对患者的支持程度。

2. 护理诊断

（1）低效性呼吸形态：与呼吸代偿或呼吸困难有关。

（2）活动无耐力：与代谢性酸中毒后疲乏、肌力下降有关。

（3）潜在并发症：主要包括高钾血症、呼吸性碱中毒。

3.护理措施

（1）消除或控制病因：护士要配合治疗计划。积极处理患者的高热、腹泻、脱水、休克症状，积极改善其肾功能；保证患者有足够的热量摄入，以减少脂肪分解而生成的过多的酮体。

（2）病情观察：护士要观察并记录患者的血压、脉搏、心律及呼吸频率与深度的变化；动态监测水、电解质代谢及酸碱失衡的情况，记录 24 小时液体出入量；遵医嘱及时做动脉血气分析，并根据动脉血气分析的结果适当补充碱性溶液。

（3）防止发生意外损伤：护士要注意观察患者的意识改变，对有意识障碍者应采取适当的保护措施，加强其生活护理，避免让患者独处，防止意外损伤的发生。

（4）预防并发症：代谢性酸中毒患者常合并高钾血症，护士应指导其定期检查血清钾，避免心律失常的发生。在纠正酸中毒的过程中，补碱不宜过速、过量，以避免可能出现的医源性碱中毒。补充碳酸氢钠后，护士应注意观察患有者无抽搐、肌无力等缺钙、缺钾症状，注意及时纠正。

4.健康教育

（1）护士应向患者适当宣讲代谢性酸中毒的病因和诱因的相关知识。

（2）护士应向陪护人员或患者交代安全及其相关陪护知识。

二、代谢性碱中毒患者的护理

代谢性碱中毒由体内 H^+ 丢失或 HCO_3^- 增多所致。

（一）代谢性碱中毒的概述

1.病因

（1）体内酸性液体丢失过多：严重呕吐、幽门梗阻、急性胃扩张、持续胃肠减压等可使胃酸（H^+、Cl^-）大量丢失，体内 HCO_3^- 增多，造成代谢性碱中毒；同时，因 Cl^- 丢失及电中和原理，细胞外液中的另一阴离子 HCO_3^- 增多，造成低氯性碱中毒；大量胃液的丧失使 Na^+ 丢失，通过代偿作用，Na^+-K^+ 交换、Na^+-H^+ 交换增加，保留了 Na^+ 而排出了 K^+ 和 H^+，造成低钾性碱中毒。

（2）碱性物质摄入过多：长期服用碱性药物可致代谢性碱中毒；大量输入库存血，其中所含的抗凝剂入血后可转化成 HCO_3^-，导致代谢性碱中毒。

（3）利尿药的作用：呋塞米、依他尼酸等利尿剂能抑制肾近曲小管对 Na^+ 和 Cl^- 的重吸收，而不影响肾远曲小管内 Na^+ 与 H^+ 的交换。因此，随尿排出的 Cl^- 比 Na^+ 多，重吸收入血液的 Na^+ 和 HCO_3^- 增多，发生低氯性碱中毒。

（4）低钾血症：低血钾时，K^+ 从细胞内移至细胞外，使 Na^+、H^+ 进入细胞内，引起代谢性碱中毒。

2. 临床表现

轻度代谢性碱中毒者常无明显症状，易被原发病的症状掩盖。较重者可有呼吸变浅、变慢，还可见精神方面的异常，如谵妄、精神错乱或嗜睡，严重时可因脑和其他器官的代谢障碍而出现昏迷。此外，患者还可有低钾血症和缺水的临床表现。

3. 辅助检查

（1）动脉血气分析：①代偿期：患者的血浆 pH 可在正常范围内，但血浆 HCO_3^-、BE 和 $PaCO_2$ 有一定程度的升高。②失代偿期：患者的血浆 pH > 7.45，HCO_3^- 明显升高，$PaCO_2$ 正常。

（2）其他：常合并低钾血症，患者的尿液呈碱性。

4. 治疗要点

积极治疗原发病是纠正代谢性碱中毒的关键。碱中毒的纠正不宜过于迅速，一般不要求完全纠正。临床在治疗原发病的同时要注重并发症的处理，因代谢性碱中毒都伴有低钾血症，故需考虑补充氯化钾。轻度代谢性碱中毒患者只需补给等渗盐水和钾盐即可。重度代谢性碱中毒（pH > 7.65，血浆 HCO3- 为 45~50mmol/L）患者可应用稀释的盐酸溶液或盐酸精氨酸溶液，以尽快排出过多的 HCO3-，每 4~6 小时复查动脉血气及血清电解质，根据测定结果调整治疗方案。

（二）代谢性碱中毒的护理要点

1. 护理评估

（1）健康史评估：护士应评估患者有无导致代谢性碱中毒的基础疾病，如幽门梗阻、低钾血症、急性胃扩张等；是否接受过可引起代谢性碱中毒的治疗，如持续胃肠减压，长期服用呋塞米、依他尼酸或碱性药物等。

（2）身体状况评估：护士应评估患者原发病的治疗情况，有无呼吸和精神方面的异常。有无低钾血症和缺水的临床表现等。

（3）辅助检查结果：护士应评估患者的动脉血气分析等辅助检查的结果。

（4）社会心理评估：患者常因有严重的基础疾病而倍感焦虑和恐惧。护士应评估患者对疾病的认识程度和心理反应；了解患者家属对疾病的认识、反应及对患者的支持程度。

2. 护理诊断

（1）有受伤的危险：与代谢性碱中毒所致意识障碍有关。

（2）潜在并发症：主要包括低钾血症、低钙血症。

3.护理措施

（1）消除或控制病因：护士应帮助患者积极控制呕吐等原发病症状，减少胃肠液的丧失，限制碱性药物和食物的摄取，纠正细胞外液的不足。

（2）病情观察：护士要持续观察患者的呼吸频率和深度，监测其动脉血气及血清电解质浓度的改变；记录患者的 24 小时液体出入量，评估患者酸碱失衡的改善情况。避免矫正过度。

（3）预防并发症：患者发生代谢性碱中毒时，护士要遵医嘱为其补钾，但补钾应在患者的尿量超过 40mL/h 后进行。在代谢性碱中毒纠正后，如患者有手足抽搐症状，护士应遵医嘱给予其 10% 葡萄糖酸钙 20mL，稀释后缓慢静脉注射。

（4）防止意外损伤：护士要注意观察患者意识改变，对有意识障碍者，应采取适当的保护措施，加强生活护理，避免让患者独处，防止意外损伤的发生。

（5）健康教育：护士应向患者适当宣讲代谢性碱中毒的病因和诱因的相关知识，向陪护人员或患者交代安全及陪护的相关知识。

三、呼吸性酸中毒患者的护理

呼吸性酸中毒是指肺泡通气和换气功能障碍，不能充分排出体内生成的 CO_2，致 $PaCO_2$ 增高而引起的高碳酸血症。

（一）呼吸性酸中毒的概述

1.病因

任何引起肺泡通气、换气不足的疾病均可导致呼吸性酸中毒。

（1）呼吸中枢抑制：全身麻醉过深、镇静剂过量、颅内压增高、高位脊髓损伤等可引起呼吸性酸中毒。

（2）呼吸道梗阻或肺部疾病：支气管异物、支气管痉挛、慢性阻塞性肺气肿、肺炎、肺水肿、呼吸机管理不当等可引起呼吸性酸中毒。

（3）胸部活动受限：胸壁损伤、胸腔积液、严重气胸等可引起呼吸性酸中毒。

2.临床表现

呼吸性酸中毒主要表现为缺氧和 CO_2 潴留。患者主要表现为胸闷、气促和呼吸困难等。因缺氧，患者可有头痛、发绀、躁动不安表现，严重者可伴有血压下降、谵妄和昏迷等。脑缺氧可致脑水肿、脑疝，甚至呼吸骤停。

3.辅助检查

动脉血气分析示患者血浆 pH 降低，$PaCO_2$ 升高，HCO_3^- 可正常。

4.治疗要点

临床应积极治疗原发病，解除呼吸道梗阻，保持呼吸道通畅，改善肺的换气功能，使蓄积的 CO_2 从体内排出，必要时行气管插管或气管切开术，以改善肺的换气功能。对呼吸性酸中毒较重者，应适当使用氨丁三醇，既可增加 HCO_3^- 的浓度，又可降低 $PaCO_2$。

（二）呼吸性酸中毒的护理要点

1. 护理评估

（1）健康史评估：护士应评估患者有无呼吸道梗阻、胸部外伤、肺不张及肺炎等病史。

（2）身体状况评估：护士应评估患者有无缺氧和 CO_2 潴留，有无胸闷、气促、呼吸困难、头痛、发绀、血压下降、谵妄和昏迷等表现。

（3）辅助检查结果：护士应评估患者动脉血气分析等辅助检查的结果。

（4）社会心理评估：患者常因呼吸困难、乏力等倍感焦虑和恐惧。护士应评估患者对疾病的认识程度和心理反应，了解家属对疾病的认识、反应及对患者的支持程度。

2. 护理诊断

（1）低效性呼吸形态：与呼吸道梗阻、呼吸中枢受到抑制有关。

（2）意识障碍：与缺氧和酸中毒有关。

3. 护理措施

（1）消除或控制病因：护士应遵医嘱积极为患者治疗原发病。对因呼吸机使用不当而导致的呼吸性酸中毒，护士应调整呼吸机参数，促使体内潴留的 CO_2 排出并纠正缺氧。一般可将患者吸入氧的浓度调节在 60% ~ 70%。

（2）病情观察：护士应密切观察患者的病情及治疗效果，监测并记录其生命体征。注意患者的呼吸频率与节律变化，心率和心律是否异常；遵医嘱及时为患者做动脉血气分析，并判断治疗效果；观察患者是否出现因治疗不当而导致的呼吸性碱中毒或代谢性碱中毒。

（3）改善通气功能：护士应帮助患者取高坡半卧位，给予其低浓度吸氧，鼓励患者深呼吸和有效咳嗽。必要时，护士应给予患者雾化吸入及吸痰，做好气管插管或气管切开的准备。

（4）防止意外损伤的发生：护士应了解患者意识状态的改变情况，对有意识障碍者应采取保护措施，加强其生活护理，避免发生意外损伤。

（5）健康教育：护士应向患者适当宣讲呼吸性酸中毒的病因和诱因的相关知识，向陪护人员或患者交代安全及陪护的相关知识。

四、呼吸性碱中毒患者的护理

呼吸性碱中毒是指肺泡通气过度、体内 CO_2 排出过多导致 $PaCO_2$ 降低而引起的低碳酸血症。

（一）呼吸性碱中毒的概述

1. 病因

凡能起过度通气，使体内 CO_2 排出过多的因素均可导致呼吸性碱中毒，常见高热、癔症、精神过度紧张、中枢神经系统疾病、疼痛、创伤、感染、肝衰竭、呼吸机辅助通气过度等。

2. 临床表现

多数患者可有呼吸急促的表现。患者可表现为眩晕、手足和口周麻木及针刺感、肌肉震颤、手足抽搐、心率加快等。危重患者发生急性呼吸性碱中毒常提示预后不良，或将并发急性呼吸窘迫综合征。

3. 辅助检查

动脉血气分析示患者的血浆 pH 升高，$PaCO_2$ 下降，HCO_3^- 减少。

4. 治疗要点

临床应积极治疗原发病，去除造成呼吸异常的原因，同时予以对症治疗。医护人员应指导患者屏气或用纸袋罩住口鼻，增加呼吸道无效腔，减少 CO_2 的呼出，以提高 $PaCO_2$；给予病情危重者吸入含 $5\%CO_2$ 的氧气，以提高 $PaCO_2$。

（二）呼吸性碱中毒的护理要点

1. 护理评估

（1）健康史评估：护士应评估患者有无过度通气的病史等。

（2）身体状况评估：护士应评估患者的呼吸频率、心率，有无眩晕、手足和口周麻木及针刺感、手足抽搐等表现。

（3）辅助检查结果：护士应评估患者的动脉血气分析等辅助检查的结果。

（4）社会心理评估：患者常因过度换气使神经肌肉应激性增加，肌肉震颤而出现焦虑、烦躁等心理。护士应评估患者对疾病的认识程度和心理反应，了解患者家属对疾病的认识、反应及对患者的支持程度。

2. 护理诊断

（1）低效性呼吸型态：与过度通气有关。

（2）意识障碍：与碱中毒有关。

3.护理措施

（1）消除或控制病因：护士应遵医嘱积极控制原发病，以消除导致呼吸性碱中毒的危险因素。对使用呼吸机辅助呼吸者，护士应注意调整呼吸频率及潮气量，避免呼吸机使用不当造成的过度通气。

（2）密切观察病情：护士应监视并记录患者的生命体征、液体出入量、意识状态；注意呼吸频率与节律的变化，指导患者深呼吸、放慢呼吸频率。教会患者使用纸袋呼吸，遵医嘱及时做动脉血气分析，判断治疗效果，对手足抽搐者可给予其葡萄糖酸钙缓慢静脉注射。

（3）防止意外损伤：护士应评估患者意识状态的改变情况，对有意识障碍者采取保护措施，加强生活护理，避免发生意外损伤。

（4）健康教育：护士应教给患者呼吸性碱中毒的病因和诱因的相关知识；向陪护人员或患者交代安全及陪护的相关知识。

第九章 手术室基本操作技术

第一节 手术人员着装规范

一、手术室着装方法

（1）工作人员由专用通道进入手术室，在指定区域内更换消毒的手术服装及拖鞋，帽子应当完全遮盖头发，口罩遮盖口鼻面部。特殊手术，如关节置换等手术建议使用全围手术帽。

（2）刷手服清洁干燥，一旦污染及时更换。

（3）刷手服上衣应系入裤子内。

（4）内穿衣物不能外露于刷手服或参观衣外，如衣领、衣袖、裤腿等位置。

（5）不应佩戴不能被刷手服遮盖的首饰（戒指、手表、手镯、耳环、珠状项链），不应化妆、美甲。

（6）进入手术室洁净区的非手术人员（检查人员、家属、医学工程师）可穿着隔离衣，完全遮盖个人着装，更换手术室拖鞋并规范佩戴口罩、帽子。

（7）手术室内应穿防护拖鞋，防止足部被患者体液血液污染，或被锐器损伤。拖鞋应具备低跟、防滑、易清洗消毒等特点。

（8）穿戴口罩前、取下口罩后务必洗手，不要接触口罩内部，深颜色的一面向外。找出口罩上金属条部分，金属条的一方向上将口罩放在鼻子上，将金属条捏成鼻形弧度。双手将口罩上端的系带系在头后或耳后，将口罩往下拉开，遮住口和下颌，将下端系带系于颈后。双手调节金属条，让其紧贴鼻梁及脸部，口罩的边缘与面部紧贴密封，然后调整到舒适的位置，可以防止空气进入，也可防止眼镜起雾。

（9）口罩如有破损、弄湿、疑似污染，则需立即更换。摘下口罩时，避免接触口罩朝外部分，取下的口罩应向外对折，即口罩朝外部分折在里面，然后丢入感染性垃圾桶。

（10）无菌手术衣应完好无破损且系带完整，术中穿着应将后背完全遮盖并系好系带。

（11）手术过程如果可能产生血液、体液或其他感染物飞溅、雾化、喷出等情况，应正确佩戴防护用品，如防护眼镜、防护面罩等。

（12）工作人员出手术室时（送患者回病房等），应穿外出衣和外出鞋。

（13）刷手服在每天使用后或被污染时，应统一回收并送医院认证洗涤机构进行洗涤。

（14）洗涤后的刷手服应使用定期清洁、消毒的密闭车或容器进行存放、转运。

二、注意事项

（1）刷手服及外科口罩一旦被污染物污染或可疑污染时，须立即更换。

（2）外科口罩摘下后应及时丢弃，摘除口罩后应洗手。如需再次使用，应将口罩内面对折后放在相对清洁的刷手服口袋内。

（3）工作人员穿着保暖夹克为患者进行手术时，应避免保暖夹克污染手术部位。

（4）如工作人员身体被血液、体液大范围污染时，应在淋浴或洗澡后更换清洁刷手服。

（5）使用后的刷手服及保暖夹克应每天更换，并统一回收进行清洗、消毒，不应存放在个人物品柜中继续使用。

（6）手术帽应每天更换，污染时应立即更换。

（7）防护拖鞋应遵循"一人一用一消毒"原则。

（8）外出衣应保持清洁，定期更换、清洗消毒。

第二节 手卫生及外科手消毒

一、概念

（一）手卫生

医务人员洗手、卫生手消毒和外科手消毒的总称。

（二）洗手

医务人员用肥皂（皂液）和流动水洗手，去除手部皮肤污垢、碎屑和部分致病菌的过程。

（三）卫生手消毒

医务人员用速干手消毒剂揉搓双手，以减少手部暂居菌的过程。

（四）外科手消毒

外科手术前医务人员用肥皂（皂液）和流动水洗手，再用手消毒剂清除或者杀灭手部暂居菌和减少常居菌的过程。

二、手卫生设施

（一）洗手与卫生手消毒设施

洗手与卫生手消毒设施应配备非手触式水龙头、清洁剂；干手物品或者设施，应避免二次污染；配备合格的速干手消毒剂，设置应方便医务人员使用。卫生手消毒剂应符合国家有关规定，宜使用一次性包装，医务人员对选用的手消毒剂应有良好的接受性，手消毒剂无异味、无刺激性等。

（二）外科手消毒设施

（1）设置流动水洗手设施，配置洗手池。洗手池应设在手术间附近，2~4 个手术间宜配置 1 个洗手池。水龙头的数量应根据手术间的数量设置，水龙头数量应不少于手术间的数量，水龙头开关应为非手触式。

（2）洗手用水质量应符合《生活饮用水卫生标准》（GB 5749），水温控制在32~38℃，不宜使用储箱水。

（3）清洁剂：外科洗手可用肥皂。盛装肥皂的容器为一次性，重复使用的容器应每周清洁消毒，皂液有浑浊或变色时及时更换，并清洁、消毒容器。

（4）应配备清洁指甲用品，可配备手卫生的揉搓用品。

（5）手消毒剂应取得卫生部卫生许可批件，在有效期内使用。

（6）手消毒剂的出液器应采用非手触式，消毒剂宜采用一次性包装，重复使用的消毒剂容器应每周清洁与消毒。

（7）应配备干手物品。干手巾应每人一用，用后及时清洁、灭菌；盛装消毒巾的容器应每次清洗、灭菌。

（8）应配备计时装置、洗手流程及说明图。

三、洗手与卫生手消毒方法

（一）洗手与卫生手消毒原则

（1）当手部有血液或其他体液等肉眼可见的污染时，应用洗手液（皂液）和流动水洗手。

（2）手部没有肉眼可见的污染时，宜使用速干手消毒剂消毒双手代替洗手。

（二）洗手与卫生手消毒

1.医务人员在以下情况下，可选择洗手或使用速干手消毒剂。

（1）直接接触每个患者前后，从同一患者身体的污染部位移动到清洁部位时。

（2）接触患者黏膜、破损皮肤或伤口前后，接触患者的血液、体液、分泌物、排泄物、伤口敷料等之后。

（3）穿脱隔离衣前后，摘手套后。

（4）进行无菌操作，接触清洁无菌物品之前。

（5）接触患者周围环境及物品后。

（6）处理药物或配餐前。

2.医务人员在以下情况下应先洗手，然后进行卫生手消毒。

（1）接触患者血液、体液、分泌物及被传染性致病微生物污染的物品后。

（2）直接为传染病患者进行检查、治疗、护理或处理传染病患者污染物之后。

（三）医务人员洗手方法

（1）在流动水下，使双手充分淋湿。

（2）取适量肥皂（皂液），均匀涂抹至整个手掌、手背、手指和指缝。

（3）认真揉搓双手至少15秒，应注意清洗双手所有皮肤，包括指背、指尖和指缝，具体揉搓步骤如下。①掌心相对，手指并拢，相互揉搓。②手心对手背沿指缝相互揉搓，交换进行。③掌心相对，双手交叉指缝相互揉搓。④弯曲手指使关节在另一手掌心旋转揉搓，交换进行。⑤右手握住左手大拇指旋转揉搓，交换进行。⑥将五个手指尖并拢放在另一手掌心旋转揉搓，交换进行。

（4）在流动水下彻底冲净双手，擦干，取适量护手液护肤。

（四）医务人员卫生手消毒方法

（1）取适量的手消毒剂于掌心。

（2）严格按照医务人员洗手方法揉搓的步骤进行揉搓。

（3）揉搓时保证手消毒剂完全覆盖手部皮肤，直至手部干燥。

（4）手消毒剂的取液量、揉搓时间及使用方法应遵循产品的使用说明。

四、外科手消毒

（一）外科手消毒的原则

（1）先洗手，后消毒。

（2）不同患者手术之间、手套破损或手被污染时，应重新进行外科手消毒。

（二）洗手方法与要求

（1）洗手之前应先摘除手部饰物，并修剪指甲，指甲长度应不超过指尖。

（2）取适量的清洁剂清洗双手、前臂和上臂下 1/3 处，并认真揉搓。清洁双手时，应注意清洁指中下的污垢和手部皮肤的皱褶处。

（3）流动水冲洗双手、前臂和上下臂下 1/3 处。

（4）使用干手物品擦干双手、前臂和上臂下 1/3 处。

（三）外科手消毒方法

1. 冲洗手消毒方法

取适量的手消毒剂涂抹至双手的每个部位、前臂和上臂下 1/3 处，并认真揉搓 2~6min，用流动水冲净双手、前臂和上臂下 1/3 处，用无菌巾彻底擦干。流动水应达到《生活饮用水》（GB 5749—2006）的规定。特殊情况水质达不到要求时，手术医师在戴手套前，应用醇类手消毒剂消毒双手后再戴手套。手消毒剂的取液量、揉搓时间及使用方法遵循产品的使用说明。

2. 免冲洗手消毒方法

取适量的免冲洗手消毒剂涂抹至双手的每个部位、前臂和上臂下 1/3 处，并认真揉搓直至消毒剂干燥。手消毒剂的取液量、揉搓时间及使用方法遵循产品的使用说明。

（四）注意事项

（1）不应戴假指甲，保持指甲和指甲周围组织的清洁，手部皮肤应无破损。

（2）在整个手消毒过程中应保持双手位于胸前并高于肘部，使水由手部流向肘部。

（3）洗手与消毒可使用海绵、其他揉搓用品或双手相互揉搓。

（4）用干手物品擦干手及臂时，应沿手指向肘部的方向擦干，不可逆擦。擦干手及臂时，两只手臂各使用擦手巾的一面或两只手及臂各使用 1 条擦手巾，依次拭干手及臂。

（5）戴无菌手套前，避免污染双手，术后摘除外科手套后，应用肥皂（皂液）清洁双手。

（6）用完后的清洁指甲用具、揉搓用品如海绵、手刷等，应放到指定的容器中。揉搓用品应在每人使用完后消毒或者一次性使用，清洁指甲用品应每日清洁与消毒。

（7）外科手消毒剂开启后标明日期、时间，易挥发的醇类产品开瓶后的使用期不得超过30天，不易挥发的产品开瓶后使用期不得超过60天。

五、连台手术洗手法

（1）先洗去手套上的血迹。

（2）由他人解开衣带，将手术衣向前翻转脱下，脱衣袖时，将手套上部翻转于手上。

（3）右手伸入左手手套反折部，脱下该手套，左手拿住右手套内面脱去该手套（先脱右手套也可）。

（4）若手未沾染血迹，取消毒液用六步洗手法充分搓擦直至干燥后再穿手术衣，戴手套。如果手已沾染血迹，应重新进行外科洗手。注意在施行污染手术后，接连下一台手术时，须重新进行外科洗手。

六、手卫生监测

（1）每月对手术室、产房等重点部门进行手卫生消毒效果的监测，当怀疑流行爆发与医务人员手有关时，及时进行监测，监测方法参照《医务人员手卫生规范》（WSAT 313—2009）。

（2）每月进行手卫生产品使用情况监测。

（3）每月进行一次手卫生依从率、正确率调查。

第三节 穿脱无菌手术衣

一、操作流程及要求

（一）穿无菌手术衣

（1）检查包名，无菌包包布是否完整、潮湿、松开，灭菌H期和有效期是否合格，检查灭菌指示条是否变色合格。

（2）拿取无菌手术衣，选择较宽敞处站立，面向无菌台，手提衣领，抖开，使无菌手术衣的另一端下垂。

（3）两手提住衣领两角，衣袖向前将手术衣展开，举至与肩同齐水平，使手术衣的内侧面面对自己，并顺势将双手和前臂伸入衣袖内，并向前平行伸展。

（4）巡回护士在穿衣者背后抓住衣领内面，协助穿衣者将袖口后拉，并系好领口的一对系带及左叶背部与右侧腋下的一对系带。

（5）无接触式戴无菌手套。

（6）穿衣者解开腰间活结，将手术衣右叶腰带交给已穿戴好无菌手术衣及手套的手术人员，或交由巡回护士用无菌持物钳夹持腰带尾端，旋转后与左手腰带系于胸前，使手术衣右叶遮盖左叶。

（二）协助穿无菌手术衣

（1）洗手护士持无菌手术衣，选择无菌区域较宽敞的地方协助医生穿衣。

（2）洗手护士双手持号码适中的手术衣衣领，内面朝向医生打开，护士的双手套入手术衣肩部的外面并举至与肩同齐水平。

（3）医生面对护士跨前一步，将双手同时伸入袖管至上臂中部，巡回护士协助其系衣领及腰带。

（4）洗手护士协助医生戴手套并协助将腰带打开拽住，医生自转后自行系带。

（三）脱无菌手术衣

脱无菌手术衣的原则是由巡回护士协助解开衣领系带，先脱手术衣，再脱手套确保不污染刷手衣裤。

（1）脱衣者左手抓住右肩手术衣外面，内上向下拉，使衣袖外翻。同法拉下对侧后脱下手术衣，并使衣里外翻，保护手臂及洗手衣裤不被手术衣外面所污染，将手术衣扔于污衣袋内。

（2）他人协助时自己双手向前微屈肘，巡回护士面对脱衣者，握住衣领将手术衣向肘部、手的方向顺势翻转、扯脱。此时手套的腕部正好翻于手上。

二、注意事项

（1）穿无菌手术衣必须在相应手术间进行。

（2）无菌手术衣不可触及非无菌区域，如疑似污染立即更换。

（3）无菌衣潮湿或污染、破损、可疑污染时立即更换。

（4）巡回护士向后拉衣领时，不可触及手术衣外面。

（5）穿无菌手术衣人员必须戴好手套，方可解开腰间活结或接取腰带，未戴手套的手不可拉衣袖或触及其他部位。

（6）无菌手术衣的无菌区范围为肩以下、腰以上及两侧腋前线之间。

（7）无菌衣的长短合适，必须全部遮盖工作服。脱下后清洁面向外，投入污物袋中送洗。

第四节 无接触式戴无菌手套

一、操作方法

（一）无接触式戴无菌手套

（1）穿无菌手术衣时，双手不露出袖口。

（2）打开手套包装，将手套倒置摆放，指端朝向自己。

（3）隔衣袖取手套，使手套指端朝向前臂，与拇指相对，反折边与袖口平齐。

（4）隔衣袖抓住手套边缘并将之翻转包裹手及袖口，向上轻拉衣袖，使手套贴合归位。

（5）同法戴另一只手套，双手相互调整手套手指。

（二）协助戴无菌手套

洗手护士双手手指（拇指除外）插入手套反折口内，四指用力稍向外拉开，手套拇指朝向术者，其余四指朝下呈"八"字形。被戴者对应手的五指向下，拇指朝向自己，插入手套，护士顺势向上提手套，同法戴另一只手套，双手相互调整手套手指。

（三）脱手套

（1）用戴手套的手抓取另一手套外面翻转摘除。

（2）用已摘除手套的手伸入另一手套内侧面翻转摘除，注意清洁手不要被手套外侧面所污染。

（3）连台手术脱手套法。在他人协助下脱去手术衣，此时手套的腕部正好翻于手上，将一手四指插入另一手套的反折口内（实际为手套的外面），脱去手套，注意手套外面不可触及手部皮肤，然后脱去手套手的拇指伸入另一手鱼际肌之间，向下脱去手套。此时注意手不可触及手套外侧面，以确保手不被手套外侧面污染。脱去手套后，双手需重新消毒或洗手消毒后方可参加下一台手术。

二、注意事项

（1）向近心端拉衣袖时用力不可过猛，袖口拉到拇指关节处即可。

（2）双手始终不能露出衣袖外，所有操作双手均在衣袖内，不可裸露腕部。

（3）戴手套时，将反折边的手套口翻转过来包裹住袖口，不可将腕部裸露。

（4）进行感染、骨科等手术时手术人员应戴双层手套（穿孔指示系统），条件允许的情况下内层宜采用彩色手套。

第五节 手术区皮肤消毒

一、术野皮肤消毒方法及流程

（一）消毒原则

1. 消毒范围

由清洁区向相对不清洁区稍用力消毒。如清洁手术，一般以拟定的切口区为中心向周围涂擦。消毒范围应超过手术切口周围 15cm 的区域。关节手术消毒范围，超过上或下一个关节。如为污染手术或肛门、会阴处手术，则涂擦顺序相反，由手术区周围向切口中心涂擦，接触过外周的纱布不可再回到中心或起点。

2. 消毒顺序

遵循消毒顺序由中心向四周或由四周向中心，已接触污染部位的消毒纱球，不得再返擦清洁处。如切口有延长的可能，应事先相应扩大皮肤消毒范围。每一次的消毒均不超过前一遍的范围，至少使用两把消毒钳。

（二）常见皮肤、黏膜消毒剂

1. 碘类消毒剂

0.5%~1% 碘伏，2%~3% 碘酊。

2. 醇类消毒剂

75% 医用酒精。

3. 胍类

0.1%~0.5% 洗必泰（氯己定）。

4. 过氧化氢类

3% 过氧化氢溶液。

（三）术野皮肤消毒方法

1. 环形或螺旋形消毒

用于小手术野的消毒。

2. 平行形或叠瓦形消毒

用于大手术野的消毒。

3. 离心形消毒

清洁切口皮肤消毒应从手术野中心部开始向周围涂擦。

4. 向心形消毒

污染手术、感染伤口或肛门、会阴部消毒，应从手术区外周清洁部向感染伤口或肛门、会阴部涂擦。以原切口为中心，自上而下、自外而内进行消毒。

（四）常见手术野皮肤消毒范围

1. 头部手术

头部及前额。

2. 颈部手术

（1）颈前部手术

上至下唇、下至乳头，两侧至斜方肌前缘。

（2）颈椎手术

上至颅顶、下至两腋窝连线。

（3）锁骨手术

上至颈部上缘，下至上臂 1/3 处和乳头上缘、两侧过腋中线。

3. 胸部手术

食管、肺、心脏、乳腺。

（1）侧卧位

食管、肺手术，前后过正中线，上肩及上臂上 1/3，下过肋缘；包括同侧腋窝。

（2）仰卧位

前后过腋中线，上至锁骨及上臂，下过脐平行线。

（3）乳房手术

前至对侧锁骨中线，后至腋后线，上过锁骨及上臂，下过脐平行线。

4. 腹部手术

胃肠、腹股沟和阴囊手术。

（1）上腹部

自乳头至耻骨联合平面，两侧到腋后线。

（2）腹股沟和阴囊手术

上到脐平行线、下至大腿上 1/3，两侧至腋中线。

（3）肾部手术

前后过正中线、上至腋窝、下至腹股沟。

5.背部手术

（1）胸椎手术

上至肩，下至髂嵴连线，两侧至腋中线。

（2）腰椎手术

上至两腋窝连线，下过臀部，两侧至腋中线。

6.四肢手术

手术区周围消毒、上下各超过1个关节。

（1）肘关节手术

上至肩关节上到达锁骨中点处，下至手指末端。

（2）前臂手术

上至肘关节上 1/3 处，下至手指末端。

（3）手部手术

上至肘关节，下至手指末端。

（4）大腿部和髋部手术

上至肋缘水平与腹部正中线水平的范围内，下至脚踝。

（5）膝关节手术

上至髋关节，下过踝关节。

（6）小腿手术

超过膝关节上大腿 1/3 处，下至脚趾末端。

（7）足部手术

过膝关节上 1/3 处。

7.会阴手术

子宫、肛肠、耻骨联合、肛门周围及臀部，大腿上 1/3 内侧。

二、注意事项

（1）消毒剂的选择，需根据手术部位、患者年龄、医生需求，参照使用说明书选择、使用。专人负责、定基数、专柜存放（手术量大的单位可采用专用库房存放）。

（2）易燃消毒剂属于危化品类，需按照国家危化品管理规范使用。

（3）检查消毒剂：名称、有效期、浓度、质量、开启时间。

（4）消毒前充分暴露消毒区域，必要时脱去衣物，检查患者皮肤的完好情况及清洁情况，调高室温，做好患者保暖措施。

（5）消毒前检查消毒区皮肤是否清洁，有破口或疖肿者应立即告知手术医生。

（6）洗手护士主动将蘸有消毒剂的纱布和消毒钳递给消毒者，避免消毒者到无菌台上自行拿取而污染无菌台面。

（7）防止损伤皮肤：消毒剂使用量适度，不滴为宜，避免蘸碘酒过多流散它处，造成皮肤烧伤，应注意相关部位用垫巾保护。

（8）消毒时机：应在麻醉完成（除局部麻醉）、体位安置妥当后进行。

（9）消毒者双手不能触碰其他物品，消毒钳用后不可放回器械桌，以免污染其他器械。

（10）确认消毒质量：消毒范围符合手术部位要求、涂擦均匀无遗漏，皮肤皱褶、脐、腋下处的消毒规范、消毒液未渗漏床面。

（11）实施头面部、颈后入路、腰椎后路手术时，应在皮肤消毒前用防水眼贴保护双眼，用棉球塞住双耳，会阴部贴防水保护膜，防止消毒液流入眼内、内耳及会阴部，从而损伤患者身体。

（12）结肠造瘘口患者皮肤消毒前应先将造瘘部位用无菌纱布覆盖，使之与手术切口及周围区域相隔离，再进行常规皮肤消毒，最后再消毒造口处。

（13）烧伤、腐蚀或皮肤受创伤患者：应先用生理盐水进行皮肤冲洗准备。

（14）注意观察消毒后患者的皮肤有无不良反应。

第六节 铺置无菌手术单

一、操作方法（以腹部开腹手术为例）

（1）打开无菌铺单包前检查包装是否有松散、潮湿、破损情况，检查灭菌标识、灭菌日期和失效日期。

（2）洗手护士穿无菌手术衣、戴无菌手套后按铺单顺序递无菌巾，前3块无菌巾反折边朝外朝向铺巾者，第4块无菌巾反折边朝内朝向自己，传递无菌巾时，手不可触及手术医生未戴无菌手套的手。

（3）手术医生外科洗手，给患者手术区域消毒后未穿手术衣，未戴手套，直接铺第一层无菌巾后，双手臂重新消毒，穿戴好手术衣及手套，方可铺其他层无菌单。

（4）铺中单两块：分别于切口上铺一中单覆盖上身及头架，切口下铺两中单覆盖脚端及器械托盘。

（5）铺大孔被，覆盖全身、头架及器械台。

（6）肝、胆、胰、脾手术根据情况在术侧身体下垫一对折中单。

二、注意事项

（1）铺单需遵循无菌原则。

（2）铺无菌巾时，手术切口周围及器械托盘至少覆盖4~6层无菌手术单，其他部位至少2层。洗手护士传递无菌巾或中单时，手持两端，避免医生接巾单时污染护士的手套，如无菌巾或手套受到污染，应弃去，另换。

（3）铺手术巾遵循先污后洁原则。先铺相对不洁区（如下腹部，会阴部），最后铺靠近操作者一侧。铺手术单遵循先头侧后足侧原则，覆盖麻醉头架及足侧，悬垂至手术床左右床缘30cm以上。

（4）铺单时，双手只能接触无菌单的边角部，避免接触手术切口周围部分，铺置中、大无菌巾单时，应手持单角向内翻转遮住手背，以免双手被污染。

（5）铺巾前，应确定手术切口的部位，在距离切口2~3cm处落下；正确铺单，已铺置的无菌巾不可随意移动。如必须移动时，只能由切口内向外移，不得由外向内，否则需更换无菌巾，重新铺巾。

（6）铺好单后并尽量用切口膜固定、保护。

（7）在无菌区域中使用到的仪器设备，如C形臂，需加铺无菌手术单或保护套，使用后撤除。

（8）洗手护士应保持手术区内无菌巾单干燥。无菌手术单疑似污染或被液体浸湿时，应及时加盖或更换；如用不透潮的可重复使用的材料，可创造一个更有效的阻菌屏障。

第七节 铺置无菌器械台

一、铺置无菌器械台方法

（1）规范更衣，戴帽子、口罩。

（2）根据手术的性质及范围，选择适宜的器械车，备齐所需无菌物品。

（3）选择近手术区较宽敞区域铺置无菌器械台。

（4）将无菌包放置于器械车中央，检查无菌包名称、灭菌日期和包外化学指示物，包装是否完整、干燥，有无破损。

（5）打开无菌包及无菌物品。方法一：打开无菌包外层包布后，洗手护士进行外科手消毒，由巡回护士用无菌持物钳打开内层无菌单，顺序为：先打开近侧，检查包内灭菌化学指示物合格后再走到对侧打开对侧，无菌器械台的铺巾保证4~6层，四周无菌单垂于车缘下30cm以上，并保证无菌单下缘在回风口以上。协助洗手护士穿无菌手术衣、戴无菌手套。再由巡回护士与洗手护士一对一打开无菌敷料、无菌物品。

方法二：打开无菌包外层包布后，洗手护士用无菌持物钳打开内层无菌单（顺序同方法一巡回护士打开方法），并自行使用无菌持物钳将无菌物品打至无菌器械台内，再将无菌器械台置于无人走动的位置后进行外科手消毒，巡回护士协助洗手护士穿无菌手术衣、无接触式戴无菌手套。将无菌器械台面按器械物品使用顺序、频率、分类进行摆放，方便拿取物品。

二、注意事项

（1）洗手护士穿无菌手术衣、戴无菌手套后，方可进行器械台整理。未穿无菌手术衣及未戴无菌手套者，手不得跨越无菌区及接触无菌台内的一切物品。

（2）铺置好的无菌器械台原则上不应进行覆盖。

（3）无菌器械台的台面为无菌区，无菌器械台的铺巾保证有4~6层，无菌单下垂台缘下30cm以上，手术器械、物品不可超出台缘。

（4）保持无菌器械台及手术区整洁、干燥。无菌巾如果浸湿，应及时更换或重新加盖无菌单。

（5）移动无菌器械台时，洗手护士不能接触台缘平面以下的区域。巡回护士不可触及下垂的手术布单。

（6）洁净手术室建议使用一次性无菌敷料，防止污染洁净系统。

（7）手术包的规格、尺寸应遵循《医疗机构消毒技术规范》（WS/T 367—2012）的规定。

第八节 手术器械、敷料传递

一、各类器械的传递方法

（一）锐利器械传递方法

1.手术刀安装、拆卸方法

安装刀片时，用持针器夹持刀片前端背侧，轻轻用力将刀片与刀柄槽相对合；拆卸刀片时，用持针器夹住刀片的尾端背侧，向上轻抬，推出刀柄槽。

2. 手术刀、注射器针头的传递方法

采用弯盘进行无触式传递方法，水平传递给术者，防止职业暴露。

3. 剪刀传递方法

洗手护士右手握住剪刀的中部，利用手腕部运动，适当力量将柄环部拍打在术者掌心上。

4. 持针器夹针及传递方法

洗手护士右手拿持针器，用持针器开口处的前 1/3 夹住缝针的后 1/3，缝线卡入持针器的前 1/3。右手捏住持针器的中部，针尖端向手心，针弧朝背，缝线搭在手背上或握在手心中，利用手腕部适当力度将柄环部拍打在术者掌心上。

（二）钝性器械传递方法

1. 止血钳传递方法

单手传递法，洗手护士右手握住止血钳前 1/3 处，弯侧向掌心，利用腕部运动，将环柄部拍打在术者掌心上。

2. 双手传递法

同时传递两把器械时，双手交叉同时传递止血钳，注意传递对侧器械的手在上，同侧手在下，不可从术者肩或背后传递，其余同单手传递法。

3. 镊子传递方法

洗手护士右手握住镊子夹端，并闭合开口，水平式或直立式传递，让术者握住镊子中上部。

4. 拉钩传递法

洗手护士右手握住拉钩前端，将柄端水平传递给术者，递拉钩前应用生理盐水浸润。

5. 骨刀（凿）、骨锤传递方法

洗手护士左手递骨刀，右手递骨锤，左手捏刀（凿）端、右手握锤，水平递给术者。

6. 缝线传递法

（1）徒手传递法

洗手护士左手拇指与食指捏住缝线的前 1/3 处并拉出缝线，右手持线的中后 1/3 处，水平递给术者；术者的手在缝线的中后 1/3 交界处接线。当术者接线时，双手稍用力绷紧缝线，以增加术者的手感。

（2）血管钳带线传递法

洗手护士用止血钳纵向夹紧结扎线一端 2mm 处，传递时手持轴部，弯曲向上，用柄环部轻击术者手掌传递。

二、注意事项

（1）传递器械前、后应检查器械的完整性，防止缺失部分遗留在手术部位。

（2）传递器械应做到稳、准、轻、快，用力适度以达到提醒术者注意力为限。

（3）传递器械的方式应准确，以术者接过后无需调整方向即可使用为宜。

（4）拉钩传递前应用盐水浸湿，把持器械时，有弧度的弯侧向上，手柄朝向术者。

（5）安装、拆卸刀片时应注意避开人员，尖端向下，对向无菌器械台面。

（6）传递锐利器械时，建议采用无触式传递，预防职业暴露。

（7）向对侧或跨越式传递器械时，禁止从医生肩后或背后传递。

第九节 手术物品消毒及灭菌技术

一、医疗器械的分类

根据医疗器械污染后所致感染的危险性大小及在患者使用中的消毒或灭菌要求，将其分为 3 类：即高度危险物品、中度危险物品、低度危险物品。

（一）高度危险物品

进入人体无菌组织、器官、脉管系统，或有无菌液体从中流过的物品，接触破损皮肤、黏膜的物品，一旦被微生物污染，具有高度感染风险，如手术器械、穿刺针、腹腔镜、活检钳、心脏导管、植入物等。

（二）中度危险物品

与完整黏膜接触，而不进入人体无菌组织、器官、血流，也不接触破损皮肤与黏膜的物品，如胃肠道内镜、气管镜、喉镜、体温表、麻醉机管道、呼吸机管道、压舌板等。

（三）低度危险物品

与完整皮肤接触而不与黏膜接触的器材，如听诊器、血压计袖带等，病床围栏、床面及床头柜、被褥、墙面、地面、便器等。

二、消毒的方法

消毒方法按理化因素可分为物理消毒方法和化学消毒方法两类。

（一）物理方法

清洗、煮沸、紫外线照射等。

（二）化学方法

化学消毒剂的浸泡和喷雾等。

三、化学消毒剂

化学消毒剂可分为高、中、低效三类。

（一）高效消毒剂

可杀灭大多数细菌芽孢及其他各类微生物，如分枝杆菌、病毒、真菌及细菌繁殖体等的消毒剂，如醛类、过氧乙酸、环氧乙烷、过氧化氢、二氧化氯等。

（二）中效消毒剂

可杀灭除细菌芽孢外的其他微生物，如分枝杆菌、病毒、真菌和细菌繁殖体等的消毒剂，如碘酒、乙醇、碘伏等。

（三）低效消毒剂

可杀灭细菌繁殖体和亲脂病毒的消毒剂，如胍类消毒剂、季铵盐类消毒剂、酸性氧化电位水等。

（四）常用消毒剂分类及使用

常用消毒剂分类及使用见表9-1。

表 9-1 常用消毒剂分类及使用

名称	分类	使用范围	消毒浓度
戊二醛	灭菌剂	高度危险性物品，用于医疗器械和耐湿忌热的精密仪器等消毒与灭菌	灭菌浓度为 2%~2.5%
过氧化物类消毒剂	灭菌剂	高度危险性物品，用于一般物体表面，空气消毒，皮肤冲洗伤口消毒医疗器械消毒，食品用工具、设备消毒	过氧乙酸浓度为 16%~20% 过氧化氢浓度为 3%~6%
"84"消毒液	高效消毒剂	中度危险物品，用于浸泡一般细菌繁殖体污染物品；擦拭一般物品表面	（1）分枝杆菌和致病性芽孢菌污染的物品，用含有效氯 2000~5000mg/L 的消毒液浸泡 30 分钟以上 （2）一般物品表面，用含有效氯 500~100mg/L 的消毒液均匀喷洒 （3）芽孢杆菌和结核分枝杆菌污染的物品表面，用含有效氯 200mg/L 的消毒液均匀喷洒，作用 60 分钟以上
络合碘（碘伏）	中效消毒剂	中度危险物品，用于皮肤黏膜的消毒，外科手消毒，注射和穿刺部位皮肤，手术切口部位皮肤，新生儿脐带消毒，黏膜冲洗消毒	5000~5500mg/L（0.5%~0.55%）
乙醇	中效消毒剂	低度危险物品，用于手消毒、皮肤消毒、物体表面消毒、体温表消毒	浓度为 75%
氯己定	低效消毒剂	手消毒，用于注射部位的手消毒，阴道、膀胱、伤口黏膜创面的消毒	浓度为 0.02%~0.1% 或 0.01%~0.1%

四、消毒注意事项

（1）"84"消毒液或其他含氯消毒剂使用时应注意："84"消毒液不稳定，易挥发，应于阴凉、干燥处密封保存。配制使用时应测定其有效含氯量，并现用现配，在有效期内使用。浸泡消毒物品时应浸没于消毒液内，该消毒液浓度高对皮肤、黏膜有刺激性，医务人员需戴口罩、手套。

（2）过氧化物类消毒剂易挥发（原液开瓶后，每放置保存 1 个月，浓度减少 3%），注意应在阴凉处保存；对眼、黏膜或皮肤有刺激性，有灼伤危险，医务人员需佩戴个人防护用具谨防溅入眼内或皮肤黏膜上，若不慎接触，应用大量水冲洗并及时就医。过氧化物类消毒剂易燃易爆，遇明火、高热会引起燃烧爆炸；过氧化物类消毒剂与还原剂接触、遇金属粉末有燃烧爆炸危险。

（3）络合碘（碘伏）为中效消毒剂，应避光、防潮、密封保存，放置于阴凉、通风处，若受热高于 40℃时，将分解碘蒸汽而使之失效。络合碘（碘伏）对二价金属制品有腐蚀性，不应用于相应金属制品的消毒，碘过敏者慎用。

（4）使用乙醇时应注意远离火源，避光、密封保存，放置于阴凉、干燥、通风处；应在有效期内使用；不宜用于空气消毒、医疗器械浸泡消毒及脂溶性物体表面的消毒；对乙醇过敏者慎用。

（5）注意消毒剂的使用有效期。

（6）消毒剂对人体有一定毒性和刺激性，对物品有损伤作用，大量频繁使用可污染环境，应严格按照说明书规定的剂量使用。

（7）正确掌握消毒剂使用浓度及计算方法，加强配制的准确性。

（8）消毒剂应置阴凉避光处保存，不能存放于冰箱内。

（9）配制和使用消毒剂时应注意个人防护，必要时应戴防护眼镜、口罩和手套。

（10）消毒剂仅用于物体及外环境的消毒处理，切忌内服，不能与口服药品混放。消毒剂与药品应分开存放。

五、灭菌的要求

（1）重复使用的诊疗器械、器具和物品，使用后应先清洁，再进行灭菌。

（2）耐热、耐湿的手术器械应首选压力蒸汽灭菌。

（3）对高度危险物品如手术器械、穿刺针、注射器、输液器、各种穿刺包、植入物、内镜及附件（腹腔镜、胸腔镜、关节镜、胆道镜、膀胱镜、前列腺电切镜、皮肾镜、鼻窦镜等）、各类活检钳、血管（介）导管、透析器、口腔科（牙科）接触患者伤口的器械和用品、手术敷料等物品应进行灭菌。

（4）带管腔和（或）带阀门的器材应采用经灭菌过程验证装置确认的灭菌程序或外来器械供应商提供的灭菌方法灭菌。

（5）玻璃器材、油剂类和干粉类物品等应采用干热灭菌。

（6）不耐热、不耐湿的物品，宜采用国家卫生行政部门批准的低温灭菌方法如环氧乙烷灭菌、过氧化氢低温等离子体灭菌或低温蒸汽甲醛灭菌等。

六、灭菌的分类

（一）压力蒸汽灭菌

适用于耐高温、耐高湿的医疗器械和物品的灭菌，不能用于凡士林等油类和粉剂的灭菌。

（二）干热灭菌

适用于高温下不损坏、不变质、不蒸发物品的灭菌，用于不耐湿热的器械，蒸汽或气体不能穿透的物体（如玻璃、油脂、粉剂和金属等制品）的灭菌。

（三）过氧化氢低温等离子体灭菌

灭菌器利用电磁波将双氧水分子切割分离产生带电粒子，与细菌的酶、核酸、蛋白质结合，破坏其新陈代谢，从而达到灭菌的效果。该方法适用于不耐高温、湿热的物品，如电子仪器、光学仪器、硬式内镜器械、部分软式内镜等。

（四）环氧乙烷灭菌

环氧乙烷低温下为无色液体，在常温下为无色带有醚刺激性气味的气体，气体的穿透力很强，杀菌力强，杀菌谱广，可杀灭各种微生物包括细菌芽孢。该方法适用于不耐高温、湿热的物品，如电子仪器、光学仪器、医疗器械、书籍、文件、皮毛、棉、塑料制品、木制品、陶瓷及金属制品、内镜、透析器等，是目前最主要的低温灭菌方法之一。环氧乙烷灭菌器灭菌参数符合《消毒技术规范》的规定。

（五）低温蒸汽甲醛灭菌

甲醛是一种灭菌剂，对所有的微生物都有杀灭作用，包括细菌繁殖体、芽孢、真菌和病毒。甲醛气体灭菌效果可靠，使用方便，对灭菌物品无损害。使用时将甲醛与高锰酸钾放于熏箱，甲醛气体即可释放，穿透物体杀菌。该方法可用于对湿、热敏感，易腐蚀的医疗用品的灭菌。

七、各类灭菌方法注意事项

（1）快速压力蒸汽灭菌方法可不包括干燥程序，运输时避免污染，及时使用，不能储存。

（2）金属和玻璃材质的器械，灭菌后可立即使用。残留环氧乙烷排放应遵循生产厂家的使用说明或指导手册，设置专用的排气系统，并保证足够的时间进行灭菌后的通风换气，环氧乙烷灭菌器及气瓶或气罐应远离火源和静电。

（3）过氧化氢低温等离子体灭菌前物品应充分干燥，灭菌物品应使用专用包装材料和容器，灭菌物及包装材料不应含植物性纤维材质，如纸、海绵、棉布、木质类、油类剂等。

（4）低温蒸汽甲醛灭菌，不应采用自然挥发的灭菌方法。甲醛残留气体排放应遵循生产厂家的使用说明或指导手册，设置专用的排气系统。

（5）高度危险性物品首选压力蒸汽灭菌法，不能使用压力蒸汽灭菌时可以选择环氧乙烷或过氧化氢低温等离子体灭菌法，化学消毒剂或灭菌剂消毒灭菌是最后的选择。

第十节 隔离技术

一、手术隔离技术操作方法

（一）操作原则

1. 明确无菌概念、建立无菌区域

分清无菌区、相对无菌区、相对污染区的概念。无菌区内无菌物品都必须是灭菌合格的，无菌操作台边缘平面以上属无菌区，无菌操作台边缘以下的桌单不可触及也不可再上提使用。任何无菌操作台或容器的边缘以及手术台上穿着无菌手术衣者的背部、腰部以下和肩部均视为相对无菌区，取用无菌物品时不可触及以上部位。若无菌包破损、潮湿、可疑污染时均视为污染。

2. 保持无菌物品的无菌状态

手术中若手套破损或接触到污染物品，应立即更换无菌手套。无菌区的铺单若被浸湿，应加盖无菌巾或更换无菌单，严禁跨越无菌区，若有或疑似被污染应按污染处理。

3. 保护皮肤、保护切口

皮肤消毒后贴皮肤保护膜，保护切口不被污染。切开皮肤和皮下脂肪层后，边缘应以盐水纱布垫遮盖并固定或条件允许者建议使用切口保护套，显露手术切口。凡与皮肤接触的刀片和器械不应再用，延长切口或缝合前再次消毒皮肤。手术中途因故暂停时，切口应使用无菌巾覆盖。

4. 减少空气污染，保持洁净效果

手术间门随时保持关闭状态，控制人员数量、减少人员流动、保持手术间安静，手术床应在净化手术间的手术区域内，回风口无遮挡。

（二）操作要点

1. 建立隔离区域

明确有瘤、污染、感染、种植概念，在无菌区域建立明确隔离区域，隔离器械、敷料放置在隔离区域分清使用，不得混淆。

2. 隔离前操作

切口至器械台加铺无菌巾，以保护切口周围及器械台面，隔离结束后撤除。

3. 隔离操作

明确进行肿瘤组织切开时，胃肠道、呼吸道、宫腔、阴道、食管、肝胆胰、泌尿道等手术穿透空腔脏器时，以及组织修复、器官移植手术开始时即为隔离开始。

（1）被污染的器械、敷料应放在隔离区域内，注意避免污染其他物品，禁止再使用于正常组织。

（2）切除部位断端应用纱布垫保护，避免污染周围。

（3）术中吸引应保持通畅，随时吸除外流内容物，吸引器头不可污染其他部位，根据需要及时更换吸引器头。

（4）擦拭器械的湿纱布垫只能用于擦拭隔离器械。

（5）洗手护士的手不得直接接触污染隔离源（隔离器械、隔离区域、隔离组织）。

（6）预防切口种植或污染的措施：取出标本建议用取物袋，防止标本与切口接触，取下的标本放入专用容器。

（7）隔离后操作：立即撤下隔离区内的物品，包括擦拭器械的湿纱布垫。用未被污染的容器盛装冲洗液彻底清洗手术野。更换被污染的无菌手套、器械、敷料等。

（8）重置无菌区：切口周围加盖无菌单。

二、恶性肿瘤手术隔离技术操作方法

规范恶性肿瘤手术操作的目的是防止肿瘤细胞沿血道、淋巴道扩散，防止肿瘤细胞的创面种植。隔离的范围主要是所有恶性或可疑恶性肿瘤的穿刺、活检、部分或全部切除过程。

1. 保护皮肤

粘贴切口薄膜，动作轻柔，尽量平整，避免出现小气泡；或者选择干纱布垫保护，并用巾钳固定。

2. 保护皮下组织

使用盐水纱布垫保护皮下组织后用牵开器固定并充分暴露术野，确保手术切口的安全。或根据手术切口大小选择合适的一次性切口保护器进行切口保护。

3. 手术体腔探查

若发现肿瘤破溃，应保护肿瘤区域。探查结束后，操作者更换手套后再进行手术。

4. 手术器械敷料管理

（1）建立"肿瘤隔离区域"，以便分清有瘤区和无瘤区，分别放置被污染与未被污染器械和敷料。

（2）准备专用"隔离盘"并有明显标志，用于放置肿瘤标本和直接接触肿瘤的手术器械。

（3）接触过肿瘤的器械和敷料放在隔离区域使用，不可重复使用。不得放置到非隔离区域，禁止再使用于正常组织，使用后的敷料等采用单独器械夹取。

5. 肿瘤的切除

（1）隔离肿瘤

破溃肿瘤设法应用纱布、手套、取瘤袋等方法进行隔离或应用肿瘤表面封闭等技术进行生物制剂隔离。

（2）整块切除

将肿瘤进行完整切除和取出，禁止将肿瘤分段切除。

（3）轻柔操作

手术人员应尽量避免挤压瘤体，尽量实施锐性分离，少用钝性分离，避免肿瘤细胞沿血液、淋巴管扩散。

（4）充分止血

尽量使用电刀切割组织，减少出血机会，切断肿瘤细胞血行转移途径。

（5）分组操作

"互不侵犯"即涉及组织修复等手术，需要多组人员同时操作时，区分有瘤器械与无瘤器械、有瘤操作与无瘤操作人员，各组人员和器械不能相互混淆。

（6）肿瘤取出

取出肿瘤标本应使用取物袋，避免肿瘤直接接触切口。

（7）标本的放置

标本放于指定的容器，置于有瘤区，不可用手直接接触。

6. 术中冲洗液的使用

（1）使用未被污染的容器盛装冲洗液冲洗术野。

（2）冲洗后不建议用纱布垫擦拭，以免肿瘤细胞种植。

7. 术后器械管理

参照《医院消毒供应中心》（WS 310—2016）。

三、妇科手术隔离技术操作方法

妇科手术隔离技术的目的是防止子宫内膜残留至切口，造成医源性种植。防止宫腔及阴道内容物污染体腔及切口。其原则为术中严格按照无菌隔离技术进行，防止蜕膜组织和子宫内膜间质成分散落在手术区域，减少不必要的宫腔操作，以免将有活性的蜕膜组织种植到切口处。

（一）切口保护

涉及到可能暴露宫腔的手术时，切开腹壁后用切口保护器或纱布保护好切口创面。若行剖宫产手术，子宫切口四周术野应用纱垫保护，尽量避免宫腔内血液或羊水污染切口。

（二）冲洗液管理

关闭腹腔及缝合腹壁切口前需用冲洗液冲洗，切口周围加铺无菌巾，防止腹壁切口子宫内膜异位症。

（三）敷料管理

术中宫腔操作所用敷料必须一次性使用丢弃，不能再用于其他部位。

（四）器械管理

接触子宫内膜或胎膜、胎盘的器械应放于固定位置，避免污染其他器械及用物。行子宫相关手术时，缝合子宫肌层如有穿透子宫内膜，需执行无菌隔离技术，缝合子宫的缝线不应再用于缝合腹壁各层。

（五）人工流产术

应注意控制宫腔负压，避免在将吸管突然拔出时，内膜碎片、宫腔血液被过高负压吸入到腹腔内。

（六）宫腔镜手术

需防止冲洗液流入腹腔。

四、空腔脏器手术隔离技术操作方法

（1）手术体腔探查，探查前在手术切口周围用纱布垫或切口保护套保护，应避免内容物流出，污染手术切口。

（2）切开空腔脏器（或感染病灶）前，应先用纱布垫或切口保护套保护周围组织。备好蘸有消毒液的纱布或棉球（消毒断端）、吸引器（以免脏器内容物流出污染体腔及切口）。

（3）切除空腔脏器。

（4）若为肠梗阻（肠内管腔内可能存在易燃性气体），在切开肠管时，不能使用电外科设备，避免引起意外伤害。

五、创伤手术隔离技术操作方法

（1）体腔探查时，合理使用纱布垫或切口保护套，避免感染扩散污染周围组织。

（2）若为开放性创伤手术，应先进行清洗去污操作（包括清洗皮肤、清洗伤口），再进行伤口清理探查。

（3）准备两份手术器械，一份用作清洗去污，另一份用作伤口清理探查。清理探查过程中，怀疑被污染的器械、敷料禁止再使用。

（4）清洗去污用的器械、敷料及从伤口上清理下来的敷料，应在治疗手术开台前移出手术间。

六、同期手术隔离技术操作方法

（1）分清Ⅰ类切口与非Ⅰ类切口区域，严格区分清洁切口区、污染切口区，区分无菌器械和污染器械。

（2）物品不得交叉使用，凡接触污染切口手术的物品均视为污染，不能再用于清洁切口的手术操作，避免交叉感染。需及时更换手套、加盖无菌单。

（3）凡接触有腔脏器，如胃肠、食管、肺、胰、肝胆等器官的物品、器械均视为被污染，这些被污染的物品及器械，不能再用于无菌部位的手术操作。规范使用冲洗液。

（4）注意肿瘤合并非肿瘤同期手术的手术隔离技术。

（5）手术器械台管理，严格执行消毒隔离制度和无菌技术操作规程。分别铺设 2 个无菌器械台，手术部位器械需独立摆放，建议使用 2 个器械托盘。

七、移植手术隔离技术操作方法

（一）严格执行无菌操作

感染是移植手术最常见、最致命的并发症，因此，移植组人员应做到器械物品准备齐全，术中配合默契，尽量缩短供体器官的缺血时间及手术时间，减少感染机会。术中一切操作都应严格执行无菌操作，器械物品严格灭菌。移植手术应安排在百级层流净化手术间，并严格控制室内人员数量及流动。

（二）供体器官的保护

0~4℃低温灌注与低温保存，即器官经预冷的灌洗液（如 UW 液、HTK 液或 CelsiOr 液）快速灌洗并获取后，将器官与保存液一并放入双层无菌器官袋内，夹层置入无菌盐水冰屑，依次分别扎紧每层袋口，并置于无菌容器内，将其放入低温保温箱转运，全程温度维持在 0~4℃，严格保持无菌。修剪、移植过程中冰屑低温保护器官，严防器官污染、滑落。无菌盐水冰屑制作过程严格执行无菌操作，防止污染。

（三）皮肤保护

做好术前评估，合理使用体位垫对骶尾部、足跟部等受压部位进行保护；保持患者皮肤干燥，督促术者正确使用切口保护设备，避免冲洗液、体液浸湿皮肤；因移植过程中器官局部需保持低温，术中大量使用冰屑及冰盐水，复温时大量使用38~42℃热盐水，切口周围无菌巾易潮湿造成污染，若潮湿后应立即加盖无菌巾，保持台上干燥整洁，干燥的无菌单具有隔离作用。

（四）综合性体温保护技术

术中应采取综合性体温保护技术，以降低术后感染率。

（五）术中隔离

器官移植术中及术后大剂量免疫抑制剂的应用，加快了肿瘤细胞的生长，因此，最大限度地去除肿瘤细胞显得尤为关键。若受体原发病为肿瘤者应遵循本节"恶性肿瘤手术隔离技术操作方法"，不使用自体血回输。

八、内窥镜下肿瘤手术隔离技术操作方法

（一）遵循无菌操作原则

原则同恶性肿瘤手术隔离技术操作方法。

（二）遵循隔离技术器械敷料使用原则

保持吸引器管道通畅，及时吸出渗液和渗血，减少脱落肿瘤细胞污染的机会。先放气再拔穿刺套管，撤去气腹，应打开套管阀门使 CO_2 逸出排净后方可拔除套管，避免"烟囱"效应造成穿刺针道肿瘤种植转移。

（三）预防切口种植的措施

将穿刺套管固定，防止套管意外脱落和漏气，避免造成"烟囱"效应。小切口手术使用切口保护器，使切口与瘤体隔离，同时防止接触肿瘤的器械上下移动，造成切口种植。取出标本必须用取瘤袋，防止瘤体与切口接触，在微小的标本如淋巴结等取出时也应采取隔离措施。

（四）CO_2 气腹的管理

尽量缩短 CO_2 气腹持续时间，术中调节气腹压力 < 14mmHg，流量 < 5L/min。建议采用有气体加温功能的气腹机，降低肿瘤细胞的雾化状态，减少肿瘤种植。

九、注意事项

（1）手术团队人员必须履行职责，严格执行各类手术的术中隔离技术，降低有害细菌体、肿瘤细胞等的转移率，确保手术患者安全。

（2）恶性肿瘤手术隔离技术应特别引起手术团队人员重视。

第十一节 机械缝合技术

一、操作方法

（一）闭合离断

利用线型吻合器将器官距病变一定距离进行闭合，包括实质性器官和腔道器官、血管等，然后离断切除病变器官，或利用线型切割吻合器一次完成闭合和离断。例如甲状腺腺叶切除术、肺叶切除术、肺楔形切除术、结肠离断术、胃离断术等。

（二）缝合

将需缝合的组织对合，用线型吻合器钉缝，例如幽门成形术。

（三）吻合

用管形吻合器，可以将腔道器官如食管、胃、小肠、结肠进行端端吻合、端侧吻合。应用切割吻合器进行胃肠侧侧吻合。例如直肠结肠端端吻合术、食管胃端侧吻合术及胃空肠侧侧吻合术等。

二、基本原理

机械性吻（缝）合器的基本原理是根据订书机的原理设计的，吻合器的吻（缝）合部位像订书机一样装有 ET 形的缝钉和抵钉座，推力作用于"n"形钉上，使其穿过组织，然后弯曲成横"B"形，将组织缝合在一起。

三、常见类型及适用范围

（一）管型吻合器

管型吻合器常用于空腔脏器的吻合，分为弯轴型和直轴型两种，吻合器呈圆环形，内装有 2 排呈环形交叉排列的钽钉及 1 个环形切刀，吻合时环形刀在缝合钉内缘

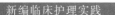

切除多余组织而形成吻合口，使吻合及切割同步完成。

1. 弯轴型管型吻合器

常用于食管切除术、胃切除毕罗式Ⅰ或Ⅱ术、小肠及结肠切除术、直肠癌前切除、胃切除术、胃减容术等多种管腔重建。该吻合器有 1 个可拆开的头部，能导入切断部位的近端，以荷包缝合定位，切割吻合器的主体插入后与头部对合，击发后打出 2 排钉子，并切掉一小圈组织完成吻合，器械头外径一般有 21mm、25mm、29mm、31mm、33mm 供选择。

2. 直轴型机械管型吻合器

用于痔疮切闭术、直肠低位前切除术。

（二）线型吻合器

线型吻合器分为直线型缝合器和直线型切割缝合器 2 种。

1. 直线型缝合器

直线型缝合器为直线型，内装有 2 排呈直线交叉排列的钽钉、无切刀。常用长度有 60mm、90mm 2 种，主要用于胃肠道残端的缝合关闭，残端关闭为全层外翻式缝合。

2. 腔镜直线型切割缝合器

腔镜直线型切割缝合器由上下两片组成，缝合组件内装有 4 排呈直线排列的钽钉，中间有一切刀槽，推动带有 2 个推片及 1 个切割刀的推杆，推动中边缝合边切开，最后完成一个由 2 排钽钉缝合的吻合口，用于胃肠吻合和肠肠吻合。切割组织时，切割吻合器的长度应足以横跨预切断的组织，闭合的两爪末端应超出该组织一小部分，以确保充分的切割和钉合。如果因组织太厚或切割吻合器太短而无法做到这一点，应越过已钉合的部分再次击发钉合。钉合时切割吻合器要与肠管相互垂直。若只是钉合而不切除组织，则必须在钉合前先取出中间的那把刀刃。

3. 腔镜电动直线型切割缝合器

在直线型切割缝合器的基础上添加了电池和电池安装盒，及自动切割和吻合激发装置，切割缝合原理同腔镜直线型切割缝合器。

（三）机械缝合器的辅助器械

机械缝合器的辅助器械有荷包钳、荷包线。荷包钳由两排带锯齿形的横臂组成，咬合后用带线的直针穿过齿槽来回各 1 次即做成了肠壁荷包缝合，用于胃肠吻合时的荷包缝合操作。荷包线采用尼龙材料，保证抗拉强度，荷包线针采用不锈钢材料，具有良好的柔韧性。

四、注意事项

（1）洗手护士与手术医生必须熟悉消化道吻（缝）合器的结构、性能及操作程序。

（2）机械吻合器应避免重压和碰撞，使用前必须仔细检查吻合器的型号，装配是否正确，吻合组件的钽钉是否完整无缺，塑料刀座是否遗漏，以免变形而影响使用。使用前不要打开保险，避免缝合钉过早推出。

（3）操作用于吻合的部位应充分游离，无张力，血运良好。吻合器间距调节要适当，组织压缩不宜过紧或过松。击发完成吻合后取出吻合器时动作要轻柔，防止撕裂吻合口。

（4）检查切下的两个环形胃肠壁组织是否完整，如发现吻合口有欠妥之处应用 6×14 圆针 2-0 丝线缝合加固。

（5）吻合器上切下的组织作为病理标本时，要仔细检查组织是否完整取下并与术者核对。

（6）根据不同的组织器官选择不同的自动缝合器。消化道的吻合用消化道吻合器，肺、肝、胃等组织用直线型的切割闭合器。

（7）根据管腔的粗细，选择不同型号的消化道吻合器；根据组织的厚度及切割面的宽度，选择不同厚度和长度的切割闭合钉。

（8）皮肤缝合器有订书机型及粘贴型，根据患者皮肤情况选择适合的皮肤缝合器。

（9）自动化缝合：要求手术室医护人员熟练掌握吻合器和切割闭合器的安装和使用方法，若操作不当，就会导致吻合器及闭合器不能正常击发，造成毁坏而浪费。

第十二节 患者约束技术

一、操作方法

（一）评估

评估患者：评估患者病情、意识、肢体活动度及配合程度；评估患者被约束部位皮肤色泽、温度及完整性等。

（二）肢体约束

（1）暴露患者腕部或踝部，用棉垫或保护垫包裹腕部或踝部约束部位。

（2）套约束带于约束部位，稍拉紧，以能容纳 1~2 指为宜。

（3）将约束带系于两侧床缘，再评估肢体活动程度和范围。

（三）肩部约束

（1）暴露患者双肩，将患者双侧腋下垫保护垫。

（2）将专用约束带置于患者双肩下，双侧分别穿过患者腋下，在背部交叉后分别固定于床头。

（四）全身约束

（1）将专用约束带或大单折叠成肉患者肩部至踝部的长度，患者卧于中间。

（2）用靠近护士一侧的大单紧紧包裹患者同侧肢体，将大单绕至对侧，自患者腋下掖于身下。

（3）再将大单的另一侧包裹患者手臂，紧掖于靠护士一侧身下。

（4）必要时可加系绷带。

二、注意事项

（1）实施约束前，应取得患者或家属的同意，签字后方可实施。

（2）告知患者及家属实施约束的目的、方法、时间，使患者和家属理解使用约束制动的重要性、安全性，取得其配合。尽量将患者放置单人间由专人看护。

（3）实施约束时，使患者肢体处于功能位。

（4）保护性约束属制动措施，使用时间不宜过长，患者病情稳定或治疗结束后，应及时解除约束。

（5）对患者实施约束时，定时更换约束部位或每两小时放松活动肢体一次，告知患者及家属实施约束中，不得擅自松动或加紧约束带。观察约束局部皮肤有无损伤、皮肤颜色和温度、约束肢体末梢循环状况，发现异常及处理。

（6）准确记录并交接班，包括约束的原因、时间，约束带的数目，约束部位，约束部位皮肤状况，解除约束时间等。

（7）约束带有污染时及时更换、清洗，保持清洁。

第十三节 患者制动操作技术

一、操作方法

（一）评估

评估患者：评估患者病情、自理能力、肌肉和关节活动情况；评估患者非制动部位的活动能力、制动部位皮肤情况；评估制动用具及辅助装置是否符合患者的制动要求。

（二）头部制动

（1）采用多种方法，如借助器具（头部固定器、支架、沙袋等）或徒手方法使患者头部处于固定状态。

（2）患者头部制动睡眠时，可在颈部两侧放置沙袋。

（3）新生儿可采用凹式枕头制动，2岁以上患儿可使用头部固定器，并可与颈椎和头部固定装置一同使用。

（4）观察患者受压处皮肤情况。

（三）石膏固定

（1）石膏未干前，不可在石膏上覆盖被毯。保持石膏清洁，避免水、分泌物、排泄物等刺激皮肤。

（2）防止石膏断裂，尽量避免搬动患者。在石膏未干前搬动患者，需用手掌托住石膏，忌用手指捏压；石膏干后有脆性，采用滚动法翻身，不要对关节处实施成角应力。四肢石膏固定者，应抬高患肢。人字石膏固定者用软枕垫起腰凹，悬空臀部。

（3）保持石膏末端暴露的指（趾）及指（趾）甲的清洁、温度。

（4）石膏固定后注意观察患肢末梢的温度、皮肤颜色及活动情况，评估患肢是否肿胀，观察其表面的渗血情况。

（四）夹板固定

（1）选择合适的夹板长度、宽度及固定的方式。

（2）两块夹板置于患肢的内外侧，夹板过关节，夹板下加棉热并用绷带或布带固定。

（3）肢体位置：患者上肢固定后，立位时将肘关节屈曲90°，三角巾或前臂吊带悬吊于胸前；卧位时自然伸肘并将前臂垫高于心脏水平位。下肢固定后，患肢略高于心脏水平，膝关节屈曲 10°，跟腱部垫一小枕将足跟悬空。

（4）夹板扎带的松紧度，以用拇指、食指提起扎带能在夹板上下移动 1cm 为宜。

（5）观察患肢末梢血液循环情况等。

（五）持续牵引

（1）枕颌带牵引时，颈部两侧放置沙袋制动，避免颈部无意识地摆动，颌下垫小毛巾或纱布，严密观察颌下、耳郭及枕后皮肤情况，防止压力性损伤；颈下垫小软枕，减轻患者的不适感。

（2）邓乐普牵引治疗肱骨髁上骨折，牵引时屈肘 45°，肩部离床。

（3）股骨颈骨折、转子间骨折牵引时摆正骨盆，患肢外展，足部置中立位，可穿丁字鞋，防止外旋。

（4）维持牵引有效效能。在牵引过程中，牵引的重量不可随意增减，也不可随意中断牵引。患者外出检查、进手术室前均不能放松牵引装置，可用手托住牵引弓或使用有滑轮装置的担架推车维持牵引，以防骨折移位。下肢牵引抬高床尾，颅骨牵引抬高床头。

（5）小儿行双腿悬吊牵引时，注意皮牵引套是否向牵引方向移动。

（6）下肢皮牵引时，注意防止压迫腓总神经。根据病情，每天行足背屈伸运动，防止关节僵硬和跟腱挛缩。

（7）行骨牵引者，每天消毒针孔处 2 次。

（8）预防皮肤受损：皮牵引时，内衬袜套或棉垫放置均匀；每班检查皮套或胶布有无滑脱至内外踝而压迫足跟周围皮肤，使其发红、变暗；在牵引架与身体密切接触部位（如大腿上端与臀部交界处）隔以软棉垫，以避免磨破皮肤。

（9）观察肢端皮肤颜色、温度、动脉搏动、毛细血管充盈度及指（趾）活动情况。

二、注意事项

（1）根据不同的制动方法，定时观察患者局部和全身情况，特别是局部皮肤的完整性、血液循环情况。

（2）协助患者取舒适卧位，减轻疼痛；每 2~3 小时协助患者翻身 1 次，预防压力性损伤。

第十章 手术中急危重症护理技术

第一节 成人基础生命支持

一、成人基础生命支持的操作方法

（1）评估环境是否安全、通风。

（2）必要时做好自身防护。

（3）施救者双手轻拍患者双肩，并在患者双侧耳部大声呼唤"你还好吗？"

（4）呼救同时检查患者呼吸和脉搏。查看患者胸廓是否起伏，触摸颈动脉是否有搏动。判断呼吸脉搏至少5秒，不超过10秒。如果患者没有呼吸或只有喘息或大动脉搏动消失，立即从胸外心脏按压开始进行5个周期的按压和人工呼吸（比例为30：2）。

（5）胸外心脏按压。①确保患者仰卧于坚硬平面；②暴露患者胸部；③跪立于患者一侧，按压者身体中轴平行于患者两肩连线水平；④将一只手的掌根置于患者胸部正中、胸骨下半部，将另一只手的掌根置于第一只手上，利用体重和肩臂力量用力快速按压。每次按压深度达5~6cm，按压频率至少100~120次/min；每次按压.时大声计数，手指不得接触患者胸壁；每次按压后确保患者胸壁完全回弹，双手不离开按压部位。

（6）开放气道清除可见口鼻异物，若有义齿则取下活动性义齿。无颈椎损伤患者用仰头提颏法，有颈椎损伤者用推举下颌法开放气道。

（7）人工呼吸。①口对口呼吸法：用纱布遮住患者口鼻，开放气道，操作者平静吸气后捏紧患者鼻翼，双唇紧包住患者口部，使之完全不漏气，平静吹气。连续给予2次吹气，每次吹气时间持续约1s，两次之间间隔1s，每次吹气同时观察患者胸廓是否隆起。吹毕，松开捏患者鼻翼的手指。如果尝试两次后，患者仍无法进行通气，继续给予胸外心脏按压。②口对面罩呼吸法：以鼻梁为参照，一手将面罩扣于患者口鼻部，另一只手开放气道。连续给予2次吹气，每次吹气时间持续约1秒，两次之间间隔1秒，吹气同时观察其胸廓是否隆起。如果尝试两次后患者仍无法进行通气，立即取下面罩，继续给予胸外心脏按压。

（8）每5个周期或每2分钟轮换操作者，并评估患者呼吸和脉搏，直至患者自主循环恢复，再进行进一步生命支持。

二、简易呼吸器的操作方法

（1）准备呼吸气囊，检查简易呼吸囊及各配件的性能。

（2）连接面罩及简易呼吸器。

（3）连接氧气，调节氧流量为8~10L/min。

（4）球囊面罩通气方法。清除口鼻腔异物，正确开放气道。使面罩紧贴患者口鼻部，以"FX"手法固定面罩：一手的大拇指和食指呈C型按住面罩，其余三指呈E型放在下颌骨上（注意手指应放在患者下颌骨骨性部位，不要超出骨性位置压迫气管），将面罩紧密罩住患者口鼻。使用球囊面罩可提供正压通气，成人球囊容积为1350~1500mL，挤压深度为球囊的1/2~2/3，通气量为400~600mL。规律挤压球囊，观察胸廓是否隆起，要求持续通气时间约1s，每次循环通气2次。保证通气有效，每次循环通气时间＜10%。胸外按压与球囊通气比为30∶2。

（5）判断通气效果。观察患者胸部是否随着压缩球体而起伏，经透明盖观察单向阀是否随压缩球体开闭，经面罩透明部分观察患者嘴唇与面部颜色变化，在呼气时，观察面罩内是否呈雾气状，患者血氧饱和度上升。

三、注意事项

（一）成人基础生命支持技术的注意事项

（1）在识别心搏骤停后10秒内开始胸外心脏按压。

（2）心脏按压位置正确，胸部正中、胸骨的下半部分。

（3）每次按压之后让胸廓完全回弹。

（4）尽量减少胸外按压的中断，中断时间不超过10秒。

（5）给予有效的人工呼吸，使胸廓隆起，避免过度通气。

（6）按压用力均匀，不宜过轻或过猛，以免造成无效按压或发生肋骨骨折、气胸、内脏损伤、胃内容物反流等情况。

（7）每5个周期或每2分钟与第2名施救者交换角色，交换用时应小于5秒。

（二）成人简易呼吸器的使用注意事项

（1）如果外接氧气，应使储气袋充满氧气，如未接氧气时应将其组件取下。

（2）发现患者有自主呼吸时，应按患者的呼吸动作加以辅助，以免影响患者的自主呼吸。

（3）充分开放气道，挤压呼吸器时，压力不可过大，速度不宜过快，避免过度通气。

（4）简易呼吸器通气技术适应于双人施救者施行心肺复苏时使用。

（5）施救者挤压球囊，患者出现胸廓起伏、血氧饱和度上升、面部紫绀消退时，说明呼吸器的使用有效。

（6）如简易呼吸器不能改善患者缺氧症状，应立即检查并调整头部及气道位置是否合适；必要时给予气管插管。

第二节 胸外心脏非同步电复律（电除颤）

一、操作方法

（1）发现患者心搏骤停或心电示波为心室颤动或心室扑动时，需要立即进行电除颤。

（2）呼救并记录抢救时间。

（3）使患者去枕仰卧于绝缘硬质平面，四肢稍分开于身体两侧，不要与身体接触。

（4）充分暴露胸部，取下金属饰物。

（5）评估皮肤完整无破损，选取无植入性的心脏起搏器，擦干胸部皮肤。

（6）开始除颤。①连接电源线，正确开启除颤仪。②拿取电极板，均匀涂抹导电糊，或使用湿盐水纱布垫于除颤部位。③遵医嘱确认电复律"非同步"状态，根据情况选择能量，"双向波"选择120~200J（或参照厂商推荐的电能量），单向波为360J。第二次和后续的除颤使用相同或更高的能量。④正确放置电极板，正极（apex）的电极板放置于患者胸部左腋中线第4~5肋间（心尖部），负极（sternum）电极板放置于胸部右锁骨中线第2~3肋间（心底部）。⑤再次确认心电示波为室颤。⑥按下除颤手柄上的充电键，仪器将有一声持续的蜂鸣音和"OK"信号指示灯亮起，表示充电完全。⑦大声说"请大家离开床旁"，并确认其他人已离开床旁，按压除颤手柄上的放电键迅速放电除颤。⑧除颤完毕后，立即进行胸外心脏按压，5个循环或2分钟后，评估患者颈动脉是否恢复波动或心电示波是否恢复自主心律。⑨如心电示波仍为室颤，继续充电，遵医嘱再次予以除颤；若恢复窦性心率则结束除颤，抢救有效，记录时间。⑩除颤完毕后，检查患者局部皮肤是否有灼伤，并清洁患者皮肤。整理患者衣物，将患者置于舒适体位。除颤仪清洁维护、充电备用，整理抢救记录。

二、注意事项

（1）使用前检查除颤仪各项功能是否完好，电源有无故障，电量是否充足，各种导线有无断裂或接触不良。

（2）除颤前确定患者除颤部位皮肤干燥完整，避开贴有电极片、溃烂和有伤口的部位。

（3）避免两个电极板涂擦的导电糊过多溢出造成的短路灼伤皮肤。禁用乙醇，否则可引起皮肤灼伤。

（4）尽量选择在颤动波粗大期内进行除颤。

（5）两电极板之间的距离超过 10cm。如患者带有植入性心脏起搏器，应注意避开该部位至少 2.5cm，除颤后应检查其功能。

（6）消瘦且肋间隙明显凹陷而至电极与皮肤接触不良者宜用厚盐水纱布，可减少皮肤与电极之间的间隙。

（7）除颤仪定专人管理，每天开机检测，定时充电，使其随时处于完好备用状态。

第三节 术中心电监护

一、操作方法及流程

（1）评估患者的生命体征、病情、意识状态及配合程度，评估局部皮肤、指（趾）甲情况，查看患者指（趾）甲有无涂指甲油。

（2）核对医嘱、患者信息，向患者做好解释。

（3）保护患者隐私。

（4）暴露患者心前区，确定贴电极片的位置，用生理盐水棉球清洁局部皮肤。

（5）将导联线与电极片连接，将电极片贴于患者胸壁合适的位置，观察患者心电图波形是否稳定。

（6）连接经皮血氧饱和度夹于患者指（趾）端，使感应区对准患者指（趾）甲，每 1~2 小时更换一次部位。

（7）连接血压袖带，松紧度以可以插入一指为宜，启动血压测量，设置测量间隔时间。

（8）根据需要选择合适的导联，调整波幅。

（9）根据患者病情设置各项报警参数，开启所有报警。

（10）发现异常数据及时打印留图，并报告医师处理。

（11）告知患者心电监护期间不可擅自调节仪器参数。监护期间不能随意撤除电极片、血压袖带、血氧饱和度夹等，不可擅自中断监护。

（12）告知患者血压袖带充气时应保持安静，不可说话或移动身体。

（13）尽量不要在监护仪附近使用有电磁干扰的仪器和工具。

二、注意事项

（1）注意观察患者粘贴电极片部位的皮肤情况，用清水或者肥皂水清洁皮肤，皮肤干燥后安放电极。

（2）电极片安放部位要避开除颤处、中心静脉置管、安装起搏器、骨骼隆突、皮肤发红或破损炎症处等。易过敏皮肤每日更换粘贴部位，用温水清洁粘贴处的皮肤，去除胶痕，保持干燥，出现过敏症状者酌情使用药物缓解症状，电极片每 24 小时予以更换。

（3）监护导联选择 P 波清晰的导联，通常是 II 导联。

（4）密切观察心电图波形，注意避免各种干扰所致的伪差。对躁动患者，应固定好电极和导线，避免电极脱落以及导线打折、缠绕。

（5）选择合适袖带，为患者测量血压时，被测肢体与心脏处于同一水平，袖带松紧度适宜，左右两侧肢体交替测量，或定时松解袖带。尽量避免在瘫痪肢体测量血压，定时观察袖带部位皮肤情况，出现瘀斑应暂停在此部位测量。

（6）测血氧饱和度时尽量测量指端，不首选测趾端。血压袖带与血氧探头不在同一侧肢体为宜，否则互有影响。

第四节 术中有创动脉血任监测

一、操作方法（以桡动脉为例）

（1）评估患者的生命体征、术中情况。评估患者穿刺部位皮肤、血管情况，桡动脉穿刺前行 Allen 试验（术前根据手术情况评估是否进行有创动脉血压的监测，在患者麻醉之前进行试验）。评估有创血压监测的插件功能是否完好。

（2）核对医嘱、患者信息。

（3）遵医嘱准备生理盐水或肝素冲洗液（生理盐水 250mL 加肝素钠针 2500U）。

（4）将压力传感器与冲洗液连接，充气加压袋至 300mmHg，排气。

（5）关闭三通患者端，将压力监测电缆线连接监护仪和压力传感器。

（6）暴露患者穿刺部位，进行动脉穿刺。

（7）穿刺成功后立即连接压力传感器并冲管，转动三通使压力传感器与动脉相通。

（8）妥善固定动脉穿刺针和压力传感器，做好标识。

（9）校正"零点"。固定换能器处于患者心脏水平，转动三通使压力传感器与大气相通，监护仪上显示"0"时，转回三通使压力传感器与动脉相通。

（10）调节监护仪参数，观察压力波形，读取动脉压值。

（11）记录置管日期、时间和穿刺部位。

二、注意事项

（1）Allen 试验阳性者，禁忌行桡动脉穿刺测压。Allen 试验的方法：嘱患者抬高上肢，检查者用大拇指同时压迫患者桡、尺动脉以阻断血流，嘱患者反复握拳直至手掌发白，放平上肢，检查者放松压迫尺动脉的同时，嘱患者松拳，观察患者手掌皮肤颜色由苍白变红的时间。如在 6s 内变红，则表示桡动脉侧肢端循环良好，Allen 试验阴性；如在 6~15s 内变红，则 Allen 试验可疑阳性；如在 15s 以上变红，则 Alien 试验阳性。

（2）定时冲洗动脉穿刺管，加压袋的压力不低于 300mmHg，以保持管道通畅。

（3）严格执行无菌技术操作，穿刺点如有渗液要及时更换贴膜。压力传感器每 72 小时更换，24 小时更换冲洗液。

（4）妥善固定患者穿刺侧肢体，术中患者体位改变时，应重新调试"零"点。"零"点平第 4 肋腋中线即右心房水平，在调"零"及采血等操作过程中严防气体进入动脉。

（5）观察患者穿刺侧肢体的血运情况，及时发现有无肿胀以及颜色、温度异常等情况，防止发生渗液、肢端坏死。

（6）观察动脉穿刺部位，防止导管移位或脱出。观察动脉血压波形变化。如出现波形低钝、消失等异常时，考虑留置针是否打折、堵塞、针尖端贴近血管壁或脱出等情况，及时处理。

（7）随时检查压力传感器各个接头连接是否紧密，防止脱落或渗漏。

（8）挂好动脉标识牌，与术中静脉通路严格区分。

（9）术后需持续监测者，应保持管路通畅，做好交接班。拔除动脉置管后局部按压5~10分钟。

第五节 术中中心静脉压监测

一、操作方法

（1）评估患者生命体征、术中情况、心率、血压、用药等情况。评估患者深静脉置管是否通畅。评估监测插件功能是否完好。

（2）核对医嘱、患者信息。

（3）为患者取平卧位。

（4）将压力传感器连接生理盐水，加压输液袋加压至300mmHg。

（5）将已排气的压力传感器与中心静脉置管和测压插件相连，并连接至监护仪上。

（6）暂停输液，使传感器"零"点与患者右心房保持在同一水平（即第4肋间腋中线）。将中心静脉导管端关闭，让压力传感器与大气端相通，点击监护仪上"校零"按钮。当监护仪显示"0"时，转向三通使压力传感器与静脉端相通。

（7）调节监护仪参数，显示测压波形及标识。

（8）校零成功后，将大气端关闭，测压套件与中心静脉置管相通，观察监护仪上描记的中心静脉压压力图形与数值。

（9）记录一个较稳定的压力数值，正压封管。

（10）记录中心静脉的置管日期、时间和穿刺部位。

二、注意事项

（1）用于测压的中心静脉管腔可作为普通药物输注途径；禁止在输注血管活性药物通路时测量中心静脉压，以免造成血压剧烈波动。

（2）每次测压前或者患者改变体位后需要重新校"零"，校"零"时，患者须取平卧位，以免因"零"点位置的高低导致中心静脉压数值不准确。

（3）疑有管腔堵塞时不能强行冲注，溶栓无效时只能拔除，以防血栓。

（4）测压时确保输液管路及整套测压系统牢固连接，避免污染穿刺点，防止感染。

（5）测压过程中护士不可离开，需严密观察患者生命体征，观察其有无出血和血肿、气胸、血管损伤等，股静脉插管时，观察置管下肢有无肿胀、静脉回流受阻等下肢静脉栓塞的表现。

（6）观察患者穿刺部位的血运情况，及时发现其有无肿胀、颜色、温度等异常情况。

（7）密切观察手术情况，肝脏切除手术时提醒麻醉医生适度降低中心静脉压。

（8）术中做好标识，与外周输液通路区分。

第六节 术中微量注射泵的使用

一、操作方法

（1）评估患者的用药史、过敏史；明确药物的作用、副作用及药物的配伍禁忌；检查留置静脉通路的日期、是否通畅以及有无静脉炎情况。

（2）了解微量注射泵性能，以及药物的属性。

（3）备好静脉输液通路。

（4）核对医嘱及输液卡。

（5）遵医嘱配药并放入无菌盘。

（6）核对患者信息，向患者做好解释工作。

（7）妥善固定微量注射泵，接通电源，打开电源开关。

（8）配好药物的注射器连接延长管，排气后安装到微量注射泵上。

（9）遵医嘱设置输注速度、预估输注总量。

（10）连接静脉通路，启动微量泵，确认其正常运行。

（11）更换药液时，先关闭静脉通路，暂停微量注射泵输注；更换药液后，复查泵入速度及量无误后，打开静脉通道，启动微量注射泵。

（12）微量注射泵停止使用时，按暂停键，停止输注后，再关闭微量注射泵电源，使用封管液进行封管，取出注射器。

（13）术中密切观察患者，根据病情变化遵医嘱调节微量注射泵的速度。

（14）注意观察患者输注部位皮肤有无红肿、渗液等情况，防止液体外渗或静脉炎的发生。

（15）观察连接管是否有打折、扭曲，确保输注管道通畅。

二、注意事项

（1）全麻患者需妥善固定。

（2）注射过程中随时查看注射泵的工作状态，及时排除报警、故障。

（3）需避光的药物应使用避光的注射器和泵管。

（4）微量注射泵定期进行维护与保养。及时为微量注射泵充电或更换电池，注意观察微量注射泵电池电量。

第七节 术中颅内压监测

一、操作方法

（1）术前评估患者意识状态、手术方式、体位、病理反射征及头痛呕吐的情况。

（2）评估多功能参数监护仪的有创压监测模块、颅内压监测仪、颅内压传感器的性能及连接情况。

（3）核对患者腕带信息，术前向患者家属做好解释工作。

（4）术中医生放置颅内压传感器及脑室外引流管后，观察引流液的颜色、性质及量。

（5）将有创压缆线与多参数监护仪与颅内压监测仪相连，颅内压监测仪与颅内压一次性传感器相连。

（6）连接电源线，打开监护仪和颅内压监测仪开关，并校零。

（7）监测数值并做好记录。

（8）合理设置报警范围，密切观察患者术中颅内压变化情况，颅内压正常值 $<$ 15mmHg，如颅内压 $>$ 20mmHg 应及时报告术者并遵医嘱处理。

二、注意事项

（1）严格执行无菌技术操作，预防颅内感染。

（2）术后需持续监测颅内压，应妥善固定传感器及引流管。引流袋滴液口高于侧脑室（一般位于外耳道水平）10~15cm，妥善固定，防止转运及患者躁动时引流管及传感器牵拉、脱出。

第八节 术中有创呼吸机的使用

一、操作方法

（1）评估患者生命体征、病情、意识、呼吸节律、血氧饱和度、动脉血气分析结果、呼吸道及配合程度。

（2）评估有创呼吸机的性能，将模拟肺与呼吸机管道连接，并固定。

（3）向清醒患者做好解释工作。

（4）麻醉后插管建立人工气道，气囊充气，并测压。

（5）连接电源、气源，打开主机开关，呼吸机进行自检。

（6）检查手控呼吸、机控呼吸是否漏气，检查挥发罐内是否有吸入麻醉药物，钠石灰是否需要更换。

（7）麻醉师根据患者情况选择呼吸机辅助呼吸模式，设置参数及报警值。

（8）观察呼吸机运行情况。

（9）查看气管导管刻度，测气囊压。

（10）将呼吸机与患者的人工气道连接，记录上机时间和呼吸机参数。

（11）术中密切观察患者生命体征及血氧饱和度的变化，及时监测动脉血气并进行分析，根据血气分析结果调整参数。

（12）观察呼吸机运转情况，及时处理呼吸机的报警并排除故障。

二、注意事项

（1）严格标准预防措施，预防院内感染。

（2）使用呼吸机 0.5 小时后监测动脉血气并进行分析，根据血气分析结果调节呼吸机参数。

（3）术中使用一次性呼吸回路。

（4）术后准确评估患者是否能脱机拔管，密切观察呼吸功能、生命体征、意识的恢复情况，决定是否拔管。

（5）麻醉复苏期间，拔管前后密切观察血氧饱和度和呼吸音，及时清除气道内积液，及时清理口鼻分泌物，保持呼吸道通畅。指导患者进行呼吸功能锻炼及有效排痰。

第九节 人工气道固定和气囊压力监测

一、操作方法

（1）术中准确评估管道的位置、深度、气囊压力及固定部位的皮肤情况。

（2）评估患者的呼吸频率、节律、血氧饱和度、呼吸音及呼吸机参数设定。

（3）协助患者取仰卧位，进行全麻插管。

（4）查看气管插管的插入刻度，经口气管插管者查看导管尖端距门齿的长度，经鼻气管插管者查看导管尖端距鼻尖的长度，测量气管插管外露长度，记录并做好标记。

（5）用气囊压力监测表监测气管导管气囊的压力，吸净气管及口咽部分泌物。

（6）固定气管插管时，将牙垫放置于导管的一侧，采用蝶形交叉法固定气管插管，胶布末端固定于面颊部；或选择其他适宜的固定方法，如固定器。

（7）操作后，再次测量气管导管的气囊压力，使其维持在正常值（25~30cmH$_2$O），观察两侧胸廓起伏是否对称，听诊双肺呼吸音是否一致。

（8）术中使患者维持头部中立位，以维持导管正常位置。

二、注意事项

（1）人工气道固定前评估固定带所需长度。

（2）固定气管导管松紧度适宜，过紧可致气管导管变形成半堵塞状态；过松可致气管导管脱落；避免将多种管道固定在一起（例如气管插管和胃管），防止拔管时将其他管道意外带出。

（3）每4~8小时监测气囊压力一次。

（4）对于低血压或休克患者则相应减少气囊压力，保证局部组织血供。

（5）气囊放气时，先吸净气道内及气囊上的滞留物。

第十一章 手术室常见仪器操作流程及注意事项

第一节 电外科设备操作流程及注意事项

一、高频电刀的操作流程及注意事项

（一）操作说明

（1）连接电源线，启动电源开关，机器自检，连接负极板，检查负极板指示灯是否为绿色。

（2）单极电刀功能的使用流程。①开腹手术时，将电刀笔连接于单极插孔单极插孔。②腔镜手术时。A.腔镜附件连接于单极插孔，则单极脚控开关需连接于主机后面相对应的单极脚控开关插座。B.腔镜附件连接于单极插孔，则单极脚控开关需连接于主机后面相对应的单极脚控开关插座。③电切设置，通过单极电切控制器下方的模式选择所需的模式（一般选择右侧的混切），再通过右侧的上下键调节功率的大小。④电凝设置，通过单极电凝控制器下方的模式选择按键选择所需的模式（一般选择中间的电灼式凝血），再通过右侧的上下键调节功率的大小。

（3）双极电凝功能的使用流程。①将双极连接于双极插孔，检查双极脚控开关是否连接于主机后面的双极脚控开关插座。②通过双极控制器下方的模式选择按键选择所需的模式，再通过右侧的上下键调节功率的大小。

（4）手术完毕，将输出功率调至最低后，关闭主机电源，拔除电源连接线，规范揭去负极板，并评估者全身皮肤状态，检查有无电刀烫伤。将脚控开关及各导联线清洁后归位放置，在仪器设备使用本上登记使用情况。

（二）故障处理指南

常见故障及处理措施见表11-1。

表 11-1 常见故障及处理措施

故障	说明	措施
开机后出现报警信号	连接故障或附件性能故障	检查电源线连接情况和电刀笔、负极板性能
使用时显示错误信号	电刀笔质量问题	更换电刀笔后重新开机
更换电刀笔后提示故障信息	电刀主机故障	将故障数字代码告知维修人员

（三）使用注意事项

（1）心脏起搏器或有金属植入物患者使用电刀。①心脏起搏器、心脏转律除颤器置入患者术前应由心内科医生评估患者情况，且在心内科医生和厂家的指导意见下使用电刀。②建议使用双极电凝模式并低功率、短时间的操作。③使用单极模式时，避免回路电流通过心脏和起搏器，尽量使电外科设备导线远离起搏器以避免干扰。④加强监护，严密观察患者心率节律的变化。

（2）使用电刀时，应根据医生习惯、手术类别、患者体重采用最低有效功率（小儿输出功率建议为成人的1/3）、最短工作时间。使用前务必检查报警设置，避免长时间启动电力，并将工作提示音调到工作人员能清晰听到的音量。

（3）使用含酒精的消毒液消毒皮肤时，应避免消毒液积聚于手术床，消毒后应待酒精挥发后再启用电刀，以免电火花遇易燃液体而致皮肤烧伤。气道内手术应防止气道烧伤。肠道手术禁忌使用甘露醇灌肠，肠梗阻患者慎用电刀。

（4）电刀连线不能缠绕金属物体，以免漏电发生意外。使用后用湿纱布及时擦除电刀笔的焦痂，不可用锐器刮除，以免损伤电刀头头端的合金材质。

（5）腔镜手术使用带电凝功能的器械前，应检查绝缘层的完整性，防止漏电发生损伤邻近脏器。可重复使用带电器械，应建立使用监测系统，采用专业检测设备进行绝缘性检测，对其使用次数、绝缘性检测、灭菌情况进行追溯，实现闭环管理。

（6）腔镜手术不得使用导电套上装有非导电锁定器的混合套管针。手术通道应使用全金属或全塑料系统，不得让电能通过混合系统。防止射频电流的电容耦合，否则可能会引起意外烧伤（如腹壁烧伤）。当腔镜器械与其他器械接触时不能启动电极，否则可能会造成组织意外损伤。

（7）避免异位烫伤的发生，严禁皮肤与皮肤直接接触，皮肤至皮肤的接触点使用绝缘物隔开。

（8）双极电凝使用时应用生理盐水间断冲洗或滴注，保持组织湿润、无张力，术野清洁，避免高温影响电凝周围的重要组织和结构，减少组织焦痂与双极的粘附。

（9）同时使用两个电刀。不要将电外科设备放在高频电刀或其他电器设备顶部，两台电刀必须属于同一类型，每个患者身上的回路负极板都应尽可能粘贴在靠近所连接的电刀进行手术的部位，确保患者身上的回路负极板不相互接触，回路不交叉。

（10）回路负极板的使用。①严格遵从生产厂家提供的使用说明，若使用通用电外科手术设备，应配备回路负极板接触质量监测仪或电外科设备本身配有的自检功能。②宜选用高质量回路负极板，一次性回路负极板严禁复用、禁止裁剪。③根据患者体型、重量选择大小合适的回路负极板，成人、儿童、婴儿和新生儿均有专用回路负极板。禁止裁剪，且要求负极板黏性强并容易撕脱。④对于烧伤、新生儿等无法粘贴回路负极板及有金属植入物等患者宜选择双极电凝，也可选择电容式回路板垫（体重超过11kg才能使用）。⑤使用前检查负极板的有效期、完整性、有无瑕疵、附着物以及干燥程度，过期、损坏或水基凝胶变干的回路板禁止使用，回路负极板不得叠放，打开包装后宜立即使用。⑥粘贴前先清洁粘贴部位皮肤，以减少阻抗。粘贴时，将回路负极板的长边与高频电流流向垂直（回路负极板粘贴方向与身体纵轴垂直）。⑦宜选择无纹身（特别是红色墨水纹身）、易于观察、肌肉血管丰富、皮肤清洁干燥、毛发较少、无金属植入物、靠近手术切口的部位，距离手术切口＞15cm，距离心电图电极＞15cm，避免电流环路近距离通过心电图电极和心脏。严禁将负极板贴于心脏上或心脏区，负极板放置合适部位：大腿前后侧、小腿后侧、上臂、臀部、腹部（脂肪多者不宜）等。⑧如果仅使用双极，则不要粘贴患者回路负极板。否则电外科手术效果不会仅限制在双极电极之间的组织。

（11）脚控开关使用时宜套上防水袋保护，避免血液、冲洗液污染，防止电路短路，搬运脚控开关时不可手提导线，以免导线与脚控开关分离。

二、氩气刀仪器操作流程及注意事项

（一）操作说明

（1）连接电源线，启动电源开关，机器自检，连接负极板于负极板插孔。

（2）双极电凝功能的使用流程。①将双极附件连接于双极插孔，连接主机后面的脚控开关插座。②电切设置，通过电切效果切换键选择所需的模式，再通过电切功率设置键调节功率的大小。③电凝设置，通过电凝效果切换键选择所需的模式，再通过电凝功率设置键调节功率的大小。

（3）氩气电凝功能的使用流程。①启动电源开关机器自检，连接负极板于插孔，打开主机后面的氩气瓶阀门。②将氩气手柄附件连接于多功能插座氩气插座。③通过电凝效果切换键调至氩气状态下的电凝。④使用前，通过主机上的冲洗键，将氩气手柄内杂气冲洗干净。⑤通过上／下键将氩气调至coagl2.0L/min，cut3.6L/min（通常数值已调好）。

（4）手术完毕，将输出功率调至最低后，关闭主机电源拔除电源连接线，轻轻揭去负极板，并评估患者全身皮肤状态，检查有无电刀烫伤。将脚控开关及各导联线收纳并缠绕好、归原，在仪器设备使用本上登记使用情况。

（5）拆卸氩气瓶。①关闭气瓶阀门，拆下氩气瓶的氩气软管。②把软管口放到APC300主机背后的泄放阀上压紧，排除软管的残余氩气。③减压阀的连接螺母向左拧，用手拧下。

（6）安装气瓶。①减压阀拧到新的气瓶上，用手向右拧。②打开气瓶阀门，把压力软管接到APC300的气瓶连接头上。③系统随即由APC300用氩气自动冲洗，压力软管和减压阀拧紧，避免"嘘嘘"的噪声。

（二）故障处理指南

常见故障及处理措施见表11-2。

表11-2 常见故障及处理措施

故障	说明	措施
流量不足	软管堵塞，气瓶空瓶，系统出错	从器械里清除焦痂，更换气瓶，联系维修
流量过大	输入压力太高，系统出错	更换减压阀，联系维修
输入压力	无气瓶相连，系统出错	连接气瓶，联系维修
按钮按下	主机上一个按钮被激发，按钮故障	解除激发，联系维修
脚控开关被激发	误激发，脚控开关故障	解除激发，联系维修

（三）使用注意事项

（1）APC300只能使用氩气。

（2）为避免气体栓塞及皮下气肿，不要将氩气流量设定过高，禁止将APC电极的末端直接对着开放的血管或直接压迫组织。

（3）气瓶被打开时，如"嘘嘘"的噪声超过2秒，则存在漏气，关闭氩气瓶。

（4）脚控开关使用时宜套上防水袋保护，避免血液、冲洗液污染，防止电路短路，搬运脚控开关时不可手提脚控开关的导线，防止导线与脚控开关分离。

三、超声刀操作流程及注意事项

（一）操作说明

1.连接刀头与手柄线

（1）将刀头和手柄线上金属杆垂直向上连接。

（2）顺时针旋转刀头上的灰色圆形旋转锁键，以连接刀头和手柄线。

（3）在刀头关闭状态下，将扭力扳手套入刀头杆身并自然下滑至旋转锁键。

（4）仍保持左手握持手柄，右手顺时针旋转扭力扳手，直到听到"咔咔"两声即可。

2. 主机的操作

（1）连接电源线。

（2）将安装好的手柄线主机端连接于接头／装置插孔，注意白色结合点相对。

（3）启动电源开关，系统启动后再按触摸屏右下角的 OK 键进入自检模式。

（4）手术人员持续激发刀头上的 min/max 键，触摸屏显示系统测试中，待绿色指示灯亮起则自检完成，松开按键，此时设备可正常运行。

（5）功率大小已默认，无需调节。

3. 手柄使用次数查询

（1）点击主机触摸屏左下角的设置按键。

（2）通过屏幕右侧滑键，向下选择系统信息。

（3）触摸屏上即显示出手柄剩余使用次数。

4. 手术完毕的处理

手术完毕，关闭电源拔除电源连接线，拆卸刀头和手柄线，在仪器设备使用本上登记使用情况，设备归原。

（二）故障处理指南

常见故障及处理措施见表11-3。

表11-3 常见故障及处理措施

故障	说明	措施
重新启动	系统中两个激发开关均关闭，可能由于一个开关卡住或无意中关闭另一个开关	重新激发器械以继续，如手术人员只能使用一种激发模式，可能因为手控或脚控开关卡住，请更换器械或脚控
按下"OK"以继续	系统须重新设置	按"确定"返回到系统发生错误时的状态，如果问题仍存在，需联系厂家维修
请与您的环境应力筛选试验（ESS）代表联系	系统故障	需联系厂家维修
发生器过热	发生器过热	从主机后部和底部通风口移去所有障碍物后，如果问题仍存在，需联系厂家维修
需要升级软件以运行装置	装置要求主机软件升级	联系厂家维修

故障	说明	措施
拧紧组件	刀头未正确组装	重新拧紧刀头，按"下一步"按钮以继续
无可用剩余，更换手柄	手柄已达到最大使用寿命	更换手柄
测试期间打开钳口	使用时，请在检测过程中保持装置钳口开放	按"下一步"前进，在钳口开放的状态下重新尝试测试
更换器械，检测到器械错误	表明器械存在内部错误并阻止其使用	拔除手柄并更换器械。如果问题仍存在，需联系厂家维修

（三）使用注意事项

（1）严禁用于骨组织和以避孕为目的的输卵管结扎手术。

（2）术前应检查刀头前端的完整性，尤其是硅胶垫片。

（3）使用时最好将组织钳夹在刀头的前 2/3 的部位。

（4）不能闭合刀头空激发激发状态时，严禁触碰金属物质，且避免长时间连续激发。

（5）术中未使用超声刀时，应使用软布轻擦或将刀头浸入生理盐水中激发刀头，以及时清理钳端的焦痂，避免用力过度损坏刀头。

（6）定期使用无水酒精清洁手柄线的金属环和金属接头，以延长手柄线的使用寿命。

（7）脚控开关使用时宜套上防水袋保护，避免血液、冲洗液污染，防止电路短路，搬运脚控开关时不可手提脚控开关的导线，防止导线与脚控开关分离。

第二节 手术内窥镜系统操作流程及注意事项

一、摄像系统的操作流程及注意事项

（一）操作说明

1.检查

检查摄像主机、显示器、视频连接线是否连接正确。打开摄像主机和显示器电源，确认显示器有彩色图像输出后关闭电源备用。

2.连接

（1）先将主机连接头插入摄像主机摄像头插孔（注意"蓝色箭头"朝上），再打开主机电源开关，同时检查摄像主机显示屏上是否显示 laparoscopy 腹腔镜检查模式，反之可通过摄像主机上的左右调节按钮选择相对应的手术模式（arthroscopy 关节镜检查、cystoscopy 膀胱镜检查、ENT 耳鼻喉、flexi-scope 柔性内窥镜、hysteroscopy 宫腔镜检查、laparoscopy 腹腔镜检查、laser 激光、microscope 显微镜、standard 标准)。

（2）手术人员将镜头套入无菌保护套中，台下巡回按下摄像头上内窥镜耦合器推板将镜头与摄像头妥善连接，防止内窥镜松脱。

（3）巡回护士将光纤主机端插入光源机，听到"咔"的一声即表示插入到位。再将镜头端递给手术人员，手术人员使用无菌保护套将光纤连接至镜头上。

3. 调节白平衡

先将光源打开，将光源机亮度调至手术所需亮度，通过调焦环将图像调节清晰。手术人员将镜头的物镜前端对准一个纯白色的表面（如白纱布等），长按 2 秒主机面板上的白平衡按钮 / 摄像头上白平衡按钮调节白平衡，此时显示器屏幕显示白平衡完成。

4. 聚焦、变焦

通过调焦环调节图像清晰度和光学变焦；通过摄像头上下调节按钮或短按白平衡按钮可调节图像亮度或数码放大级别。通过摄像主机上的菜单按钮进入功能设置，按压"+"或者按键调节数码增强、亮度及放大还原的等级。

（二）故障处理指南

故障及处理措施见表 11-4。

表 11-4 常见故障及处理措施

故障	说明	措施
监视器黑屏，无图像	监视器电源故障	检查电源开关及电源连线
	模式选择错误	选择正确的模式
	光纤、摄像头、镜头松脱	检查连接是否紧密
图像色彩失真	术中无意调节了摄像头白平衡	重新调节白平衡
图像模糊、视野不清	焦距调节不当	重新调节焦距
亮度明显减弱	显示器模式、亮度、对比度、色度调节不当	重新调节相关参数
	镜头物镜端污染	清除污渍
	烟雾过多	吸出腹腔内烟雾
	镜头温度与腹腔内温度差异过大	将镜头物镜端置入热水加温，或使用防雾剂防止物镜端起雾
视野较暗，影像偏红	冷光源灯泡超过使用期限	更换冷光源灯泡
图像显示不正常	显示内容缺失、偏离中心	使用屏幕菜单调整参数

（三）使用注意事项

（1）在手术过程中，存放摄像头时把连线盘成大圈，严禁折叠、扭曲。

（2）术后用湿纱布擦拭摄像头表面，用70%的乙醇擦拭摄像头上的玻璃窗。

（3）术后妥善固定摄像头，以免坠落损坏。

二、气腹机的操作流程及注意事项

（一）操作说明

1. 连接

（1）连接电源线，将主机后方的 CO_2 气体连接管连接于 CO_2 气体端口。

（2）打开电源开关后仪器开始自检，听到"嘀嘀"两声自检完毕后，进入工作模式菜单选择相应模式，常规选择高流量模式（成人选择高流量模式、婴儿和儿童选择儿科模式、肥胖患者选择肥胖操作模式、血管手术选择血管摘取模式）。

（3）连接一次性气腹管至气腹管接口，通过压力设定和流量设定调节所需的腹压及流量。

（4）设定完毕后，按开始/停止开关，气腹机开始下作。

（5）手术完毕，先从患者处断开管路，再通过开始/停止开关关闭气源，气腹机内余气放完后关闭1电源开关，再拔除端口的 CO_2 气体连接管。

2. CO_2 高压钢瓶供气与中心供气的菜单设置

（1）按下实际流量显示"actual"2秒进入用户菜单模式。

（2）通过 gassupply 进入供气模式，选择 bottle gas 钢瓶供气或 house gas 中心供气后（常规选择 hous egas 中心供气），再通过 SAVE 保存键确认保存设置。

（3）最后通过按 EXIT 退出键退出用户菜单设置。

（二）故障处理指南

常见故障及处理措施见表11-5。

表 11-5 常见故障及处理措施

故障	说明	迹象	措施
压力过高，无法进气	气腹针穿刺未到位	气腹机"滴滴"报警	调节其深浅，确定其位于腹腔内
	麻醉过浅	腹肌紧张，气腹机"滴滴"报警	停止进气，关闭气腹机待麻醉加深后启动
压力和流量下降	供气中断	操作和气体压力显示为空瓶状态	检查中心供气系统，予以更换气体，重新供气
压力不升	气腹管脱落	持续进气，气腹压力不升	检查气腹管接口或患者处的气腹管是否脱离

（三）使用注意事项

（1）连接气体时，应确认为 CO_2 气体并检查连接管路是否漏气。

（2）CO_2 钢瓶高压供气压力应大于 15bar，小于 80bar；在使用低压室内中心（或减压表）供气时，供气压力应该大于 4bar，小于 5bar。

（3）气腹压的设定：新生儿 6~8mmHg、幼儿 8~10mmHg、学龄儿童 10~12mmHg、成人 12~15mmHg。

（4）确认气腹针或穿刺鞘已进入腹腔内，再将流量逐渐增加到所需高流量维持。

（5）术中密切观察 CO_2 气腹对患者呼吸、循环系统的影响，注意患者体腔有无 CO_2 蓄积。

（6）术毕应将患者体腔内 CO_2 气体尽可能排空。

三、光源机的操作流程及注意事项

（一）操作说明

（1）连接电源线。

（2）打开电源开关，同时面板上的待机模式指示灯亮。

（3）沿顺时针方向旋转光纤扳手到底，然后把光纤主机端直接插入光纤插座，此时光纤扳手"咔"的一声反弹原位，光纤锁定。

（4）通过运行/待机模式选择按钮将光源机从待机模式切换到运行模式，同时面板上的运行模式指示灯亮。

（5）利用面板上光源亮度上下调节按钮，将亮度调节到合适的大小。

（6）手术完毕，先通过运行/待机模式选择按钮将光源切换到待机模式，取下光纤灯泡自动熄灭，待光源风扇运行至少 1 分钟冷却光源，再按电源开关关闭电源。

（二）故障处理指南

常见故障及处理措施见表 11-6。

表 11-6 常见故障及处理措施

故障	说明	迹象	措施
氙灯与风扇不工作	装置无电压	插头未插进插口	插头插进插口
	保险丝烧断	指示灯不亮	更换保险丝
	供电系统故障	更换保险丝指示灯仍不亮	联系厂家维修
从灯不亮	电源开关未开	不出光	打开电源开关
	氙灯故障	不出光	更换氙灯
	供电系统故障	不出光	联系厂家维修
	氙灯过热	不出光	稍等片刻，待氙灯亮
风扇不工作	风扇故障	右侧通风孔不出风	联系厂家维修
亮度明显减弱	光纤插入不到位	光纤不能拔出	使用正确的光纤接头
	热防护过滤器弄脏或故障	检查过滤器	清洁过滤器或联系厂家维修

（三）使用注意事项

（1）冷光源在长时间不使用的时候，将光源切换到待机模式，以防止引起灼烧和烫伤。

（2）使用后分离光纤和光源机的过程中，医护人员应一手紧握光源机，另一只手拔除光纤，以防止光源机滑动坠落。

第三节 加温设备操作流程及注意事项

一、输血输液加温仪的操作流程及注意事项

（一）操作说明

（1）将仪器固定在稳定的输液架上，高度距输液（血）袋口下 20~30cm，与茂菲氏滴管平齐。

（2）连接电源，显示屏全部点亮并伴随蜂鸣声 2 秒，仪器完成自检。

（3）将输液（血）器管路自近留置针端起逐步卡入加热管凹槽内。

（4）调节好输液速度，再通过摄氏度/华氏度转换键和温度调节键调节所需温度（通常选择 38~42℃），最后按待机/运行键开始加热。

（5）使用完毕按待机/运行键进入待机状态。将输液（血）器管路从仪器上取出，并按规定处置一次性使用的输液（血）器管路。

（6）拔除电源插头，按要求清洁和消毒设备。

（二）故障处理指南

常见故障及处理措施见表 11-7。

表 11-7 常见故障及处理措施

故障	说明	措施
连接电源后显示屏不亮灯	电源故障、仪器故障	电源线是否连接正确，电插座是否供电；联系维修
超温图标点亮，声光报警	加温温度超过 42℃	仪器自动关闭加热功能，切断电源且停止输液
低温图标点亮，声光报警	温度低于 32℃	重新调节温度
传感器图标点亮，声光报警	传感器故障	仪器自动关闭加热功能，切断电源停止使用该仪器，联系维修

（三）使用注意事项

（1）加温过程中，如果输液暂停时间超过 3 分钟以上，应该同时停止加温，按压待机 / 运行键进入待机状态，待重新开始输液时，再开始加温。

（2）如果输液管路过短不能填满加热管，需保证先压入加热管尾部（患者端），加热管头部可不填充。

（3）输液管填充入加热管的长度决定了液体加温效果，需要尽可能减少裸露的管路。

（4）在加温过程中要改变设定温度时，需按压 6 待机 / 运行键进入待机状态，才可重新设定温度。

二、加温垫的操作流程及注意事项

（一）操作说明

1. 安装加温垫

清洁后，将加温垫正面朝上纵向平铺于手术床上，并用绑带扎紧、固定，一次性床罩铺于加温垫上。

2. 安装恒温器

将恒温器夹在输液架上或直立于手术床旁。

3. 连接设备、启动开机

将加温垫连接线、电源连接线和主机恒温器连接好后打开电源开关、工作开关。

4. 开机自检

打开工作开关后，对恒温器的报警显示部件进行自检，所有的指示灯将被点亮，2个显示窗口将显示软件版本号，扬声器发出一次声音，指示灯状态正常，自检完成可进行下一步操作。若无进一步操作，恒温器将进入自动加温模式，工作状态默认上次关机时的设定温度，自行进行加热调节（自动加温模式在33.0℃到39.0℃按温度设置进行加温，设定步长为0.1℃）。

5. 设置温度

根据需要设置加温垫的目标温度（自动模式）和加热功率百分比（手动模式），但一般不建议使用手动模式。恒温器温度控制的设置范围为33.0~39.0℃。具体设置步骤如下。

（1）长按加温参数设置键达3秒以上切换选择工作模式。

（2）短按加温参数设置键，此时显示窗口的数值会闪烁，按加温参数调节键设置所需参数，再次短按加温参数设置键确认，参数设置完成。

（3）若恒温器处于参数设置模式而10秒内又未按下加温参数设置键，则自动退出参数设置模式，此参数设置无效。

6. 连接体温传感器

将体温传感器连接在恒温器上，将体温传感器的另一头贴于患者皮肤表面上并用医用胶带粘接好，可切换显示窗口观察当前患者的体温数值（只用于临床参考）。

注：体温传感器可以不用，不影响设备工作。

7. 关机整理

按下恒温器左侧的工作开关，恒温器控制区的显示均变暗，再关闭恒温器后部的电源开关，断开加温垫及恒温器，整理设备，归位。

（二）故障处理指南

故障及处理措施见表11-8。

表11-8 故障及处理措施

故障	说明	措施
显示屏不亮灯	电源故障，仪器故障	电源线是否连接正确，电插座是否供电；若仍故障需联系维修
超温报警	加温温度超过42℃	仪器自动关闭加热功能，待自行冷却，报警解除；若此报警反复出现，需联系维修
温度波动报警	当前温度与目标温度误差超过±1℃，恒温器内部参数设置与外部加温垫负载不匹配；患者身体未覆盖在加温垫的传感器图标之上	等待30秒，若报警消除，且此后出现的概率小于5%，则不影响使用检查患者身体是否覆盖在传感器标识之上；纠正后，若报警继续，可关机重启，消除遗留报警

故障	说明	措施
系统故障报警	系统故障	重启机器，重新启动后，故障依然存在，需联系维修
传感器失效报警	传感器故障	检查传感器的连接是否完好，否则及时更换传感器
按键故障	按键失灵	重启机器

（三）使用注意事项

（1）患者应按指示方向，平躺在加温垫上，尽量躺在垫子的中央靠上的位置；务必使患者身体覆盖加温垫的传感器图标符之上，如果未正确操作，将有可能温度波动报警，甚至温度监测失效。

（2）设备运行过程中，恒温器外壳可能轻微发热，建议操作者不要接触其表面超过1分钟，以免烫伤。

（3）加温垫应放在平整牢固的平面上，如手术床，防止由于支撑力不足使其产生弯曲或折叠，避免锐利的物体刺穿，或反复折叠。

（4）使用加热设备前，应对加热设备进行清洁消毒；使用垫子时，应在其上铺至少一层医用铺单或床罩。

（5）设备长期没有使用时，隔2个月通电加热一次，以保证设备干燥。

（6）当发现加温垫内部存在多余空气时，可按以下步骤排出。①把加温垫反面向上，在垫子下部可找到一个排气阀。②拔出排气阀塞子后，用手按压排气阀中心的圆钮，空气就会从加热垫内部排出。③空气排尽后，把排气阀塞子盖紧，防止杂物进入。

三、恒温箱的操作流程及注意事项

（一）操作说明

（1）打开主机右下角的电源主开关，并检查键锁定开关是否处于OFF状态，再通过控制面板电源开关打开控制面板，同时显示屏显示当前箱内温度。

（2）按延时计时器键3次，过程中注意检查设置延时时间为0：00，显示屏显示当前箱内温度。

（3）按CALL键，温度显示器左面数字闪烁。

（4）通过数位移动键和数值移动键设置所需温度值。

（5）按运行/停止键设置模式结束，设备运行且运行指示灯亮绿色。

（二）故障处理指南

常见故障及处理措施见表 11-9。

表 11-9 常见故障及处理措施

故障	检查和处理
设备完全不能运行	设备电源插头是否正确插入，电源断路器是否工作，电源是否发生故障，保险丝是否被熔断
按键操作失效	2 键锁定开关是否处于 ON 位置
报警功能和蜂鸣器工作	温度未达到设定温度，设定温度被更改，或箱门长时间未关闭，内部有低温负载。让设备维持该状况，报警会自动消除，按 5 报警声停止键解除报警
箱内温度不等于设定温度	环境温度太高，比设定温度低 5 度，设备被倾斜安装，按要求安装设备

（三）使用注意事项

（1）严禁将水直接泼在恒温器内部，并不得使用挥发性或易燃性的化学物品清洁设备内部。

（2）清洁箱体内部时请使用浸过中性洗涤剂的软布，清洁后务必使用湿布完全擦干净。

（3）严禁使用刷子、抛光粉、肥皂、汽油、酸、稀释剂清洁设备，因其可引起设备内部的塑料和橡胶部件变质，产生褪色或老化。

（4）80℃恒温箱内严禁存放塑料包装的液体。

（5）术中加温液体的温度设置不得超过 37℃。

第四节 术中超声诊断设备操作流程及注意事项

一、操作说明

（1）巡回护士根据手术需要选择合适的 B 超探头，检查并确定 B 超探头主机端的锁定旋钮是否处于"LOCK"位置。

（2）连接电源线，检查主机后轮中间的总电源键是否开启，再打开键盘左侧的分电源键，仪器开机自检。

（3）巡回护士将 B 超探头小心递给术者，术者使用无菌保护套包裹探头。

（4）巡回护士在 B 超探头上均匀涂抹耦合剂，术者用橡皮筋固定 B 超探头头侧。

（5）探头切换时，先通过冻结/解冻键冻结画面，按下探头选择键后再通过 F1、F2 或 F3 进行探头切换。

二、故障处理指南

常见故障及处理措施见表 11-10。

表 11-10 常见故障及处理措施

故障	说明	措施
电源开关打开后，电源指示灯不亮，屏幕上无图像显示	检查电源电缆线是否接通	确认后面板电缆线是否牢固连接
电源灯亮，但屏幕上无图像显示（屏幕上显示有灰阶杆和字符）	1. 检查 GAIN（增益）控制是否调到最低。 2. 检查超声电源是否调到最低。 3. 检查 FREEZE（冻结）开关是否打开。	1. 调节 GAIN（增益）旋钮。 2. 提高超声功率设定值。 3. 按压 FREEZE（冻结键）。 4. 将主电源切断 50s 后再开机
电源灯亮，但屏幕上无图像，无字符显示	1. 监视器对比度和亮灯异常。 2.EXT 开关是否调到 EXT 的位置。 3. 检查电源电缆和视频信号电缆都已接好。 4. 检查设定值。	1. 调整监视器的对比度和亮度。 2. 调到 1NT，进行正常工作； 3. 牢固地连接各电缆线。
监视器上的图像质量变差	POSTPROCESS（后处理）或 AGC（自动增益控制）电平设定不正常	将控制设定在正常设定值或 OFF。

三、使用注意事项

（1）使用前请检查探头是否有可造成敏感组织受损的锐角或粗糙表面，以及外罩、紧固带、镜头或密封是否有损坏；损坏或有缺陷的探头，可导致误伤患者或设备损坏。

（2）不要将探头浸入到其他的非指定的液体中，不要用含有乙醇、漂白质、氨氯化合物或过氧氢化物的溶液来浸泡换能器。

（3）不要扭曲、缠紧或对探头电缆过分用力，否则将会引起绝缘故障。

（4）避免在超过 60℃的环境下使用，避免接触到含有矿物油或羊毛脂的溶液或耦合剂。

（5）神经操作用探头不得用液体化学灭菌剂来灭菌，可能导致神经毒性物残留在探头上。

（6）使用完毕后应用软布将所有的导声胶（耦合剂）清除干净，然后用流水冲洗。

（7）使用过程中严禁直接切换探头，必须先冻结再进行探头切换。

第五节 动力系统操作流程及注意事项

一、操作说明

（1）连接电源线。

（2）将脚控开关连接于主机脚控开关接口，注意插头上的箭头对准脚控开关接口的白点。拆卸时，握住插头活动外套向外拉出即可。

（3）主机与微电机／刨削手柄连接，注意插头上的箭头对准电机输出端口 A/8 电机输出端口 B 的白点。拆卸时，握住插头活动外套向外拉出即可。

（4）颅骨钻手柄安装。①颅骨钻头组装。将装有弹簧的内钻头组件插入外钻头组件内；再将连接柱插入装有内钻头组件的外钻头组件内；最后从连接柱上方插入外壳体，通过外壳体和外钻头相互间的螺纹进行连接，外壳体向右旋转至外钻头组件台阶位置时表示已紧固到位，外壳体旋到位后仍可继续旋转；拆卸颅骨钻头时，按安装顺序相反进行。②颅骨钻头与颅骨钻手柄连接。安装时将颅骨钻手柄的锁套往回拉并保持，把已装好的颅骨钻头上的扁方对准颅骨钻手柄前端孔的扁方插入，松开锁套，往外拉颅骨钻头，若脱不出来，安装即完毕。拆卸时，先将锁套按图示方向往回拉，再将颅骨钻头向外拔出，松开锁套即可。

（5）颅骨铣手柄安装。将锁套按旋松到极限位置后取下脑膜护靴，用手扶住主轴使其不转动，铣刀的扁方对准主轴内的扁方插入，使铣刀的台阶面与主轴的端面齐平，再将脑膜护靴插入锁套，旋紧锁套即可。拆卸时旋出锁套，取下脑膜护靴，抽出铣刀即可。

（6）微电机与颅骨钻／铣手柄安装。将手柄安装孔与微电机接口对准，同时使微电机的定位销对准手柄上的定位孔，插入即可。拆卸时，将手柄向外拔出。

（7）打开主机电源开关，术者脚踩脚控开关，将颅骨钻／铣手柄悬空，测试其性能。

（8）术毕关闭电源开关，及时清洗各部件，整理导线，设备归位。

二、故障处理指南

常见故障及处理措施见表11-11。

表 11-11 常见故障及处理措施

故障	说明	措施
无输出转动	微电机与手机未正确连接	按说明书检查和连接
	轴承腐蚀卡死	酶清洗剂浸泡后冲洗，若仍不能转动送检修
	内部零件损坏	送检修
锁套有卡滞	锁套内部有血渍或渣屑	喷清洁润滑剂，必要时使用酶清洗剂浸泡锁套处
	锁套变形	送检修
钻头不能插到位	夹口内有渣渍	喷清洁剂刷洗，去除渣渍
钻头不能安装到位	颅骨钻头未插到位，锁套不能完全弹回	将颅骨钻头插到位，送检修
工作时内部有异响	轴承等传动零件损坏	送检修
工作时发热异常	轴承等传动零件损坏	送检修
微电机过热	持续高负载切削	降低切削量，间歇工作
	血渍或碎片堆积堵塞卡滞	用酶清洗剂清洁刷洗后喷清洁润滑剂
	高速轴承损坏卡滞	清洁并润滑后，拨动电机输出轴，若旋转不畅送检修
	风冷失效未排风冷却	运转检查排风口是否往外排风，否则送检修
微电机不运转	微电机电缆接触不良	与主机正确连接，检查微电机后端电缆是否松动，否则送检修
	微电机线缆芯线折断	送检修
	未干燥电机即运行导致内部电路烧损	送检修

三、使用注意事项

（一）颅骨钻孔

（1）使用时颅骨钻头必须垂直于颅骨。

（2）颅骨钻即将钻穿时要减小轴向用力。

（3）颅骨钻头机械结构不灵活时，禁止使用。

（4）使用颅骨钻头时尽量避免触碰到周边组织。

（二）颅骨铣

（1）脑膜护靴或铣刀如有折弯应停止使用。

（2）使用铣刀时不能直角转弯。

（3）铣刀护靴应钩住颅骨板，均衡用力。

（4）在使用过程中，如果铣刀卡住，可轻踩脚踏，让铣刀低速转动，原路退回后，再重新铣切。

（三）连续运转时间

为减小手柄发热，连续运转不能超过 5 分钟，在达到要求连续运转时间时，应冷却手柄至接近工作环境温度后再操作。

（四）术后清洁润滑

1. 拆卸可拆卸部分

（1）颅骨钻头与钻手柄分离。

（2）颅骨钻头小部件分离。

（3）铣刀、铣手机、护靴分离等。

2. 术后立即清洁预处理

（1）喷专用清洁剂于擦拭布上用以擦拭所有配件表面血渍。

（2）手柄头端朝下用清洁剂冲洗手柄内部，按 1~3s，如果头端有脏物喷出可重复此步骤直至头端喷出透明无色的清洁剂。

（3）润滑剂喷洗手柄。

（4）拆卸的钻头、铣刀头等刀具部件可用多酶清洗液浸泡，其他部件严禁浸泡。

3. 灭菌前深度清洁

用毛刷刷洗颅骨钻 / 铣手柄、刀头等部件，禁止冲洗电机接口。

（五）其他

（1）干燥所有部件。

（2）用专用润滑剂对各类手柄 / 配件的活动部位进行润滑保养。

（3）高温高压灭菌后，立即真空干燥，储存于干燥洁净的环境中。

第六节 手术中显微设备操作流程及注意事项

一、操作说明

（1）松开底座刹车，将显微镜推到手术床旁的合适位置，并固定底座刹车。

（2）连接电源线，取下物镜保护盖和目镜保护盖。打开电源总开关，电源开关键灯亮。

（3）按住显微镜手柄后部的电磁锁开关，将显微镜头部与前臂调节至合适位置，然后松开电磁锁开关。

（4）洗手护士协助手术台上医生，将显微镜套上无菌保护套。

（5）打开氙灯光源，将灯泡从最小亮度调节到合适亮度。

（6）功能键调节。①通过手柄上的 F、Z、L 按钮，进行聚焦、倍率、亮度调节。②通过调节平衡调节钮调节平衡，保持显微镜头处于平衡状态。③通过调节景深增强器按钮，增加 1/2 景深度。④通过调节照明光斑大小调节钮，改变光斑大小。⑤通过助手镜上的三个关节旋转到助手合适的位置。

（7）术毕，将灯泡亮度调到最小，再关闭 3 氙灯光源。

（8）取下显微镜套，按住显微镜手柄后部的 5 电磁锁开关收拢显微镜各节横臂（尽量内收），以便移动显微镜时不受碰撞。

（9）关闭电源，拔除电源线并绕好，带好保护盖，归还原处，锁好刹车装置。

二、故障处理指南

常见故障及处理措施见表 11-12。

表 11-12 常见故障及处理措施

故障	说明	措施
完全无功能	没有打开电源开关	按下电源开关，电源开关键灯亮
	电源开关中的自动断路器激活；电源故障	再次按下电源开关；联系维修
灯泡不亮	光源没有打开；灯泡故障	重新开启光源；更换灯泡
显示错误消息：灯泡过热 - 设备关闭	光源的通风槽被堵塞	打开光源的通风口
灯泡照明弱	亮度水平设置过低	重新调节亮度
	灯泡老化导致照明度降低	更换灯泡
手术显微镜的电动调焦或缩放功能失效	显微镜系统电气故障	手动调节手术显微镜上的调焦或缩放，联系维修
无视频图像	连接线没有正确连接；视频输出故障	按说明书正确连接；联系维修

三、使用注意事项

（1）显微镜防尘、防潮、防高温或温差巨变，手术间的相对湿度不超过 50%，以保持仪器的干燥。

（2）防止显微镜震动和撞击，宜固定手术间，减少移动。

（3）操作轻柔，避免过度牵拉导致仪器损坏。

（4）使用过程中注意无菌操作，传递器械时应将器械传至术野，方便术者使用，使其眼睛不离开目镜。

（5）使用 50% 普通酒精 +50% 蒸馏水擦拭机械表面残余污垢。

（6）光学表面的灰尘、细纹等微小污垢应用纤维清洁布去除。如对光学表面进行彻底的清洁，使用专门的光学清洁套装。

参考文献

[1] 陈凌，魏丽君，李柳英 . 静脉治疗护理操作流程图解 [M]. 广州：广东科技出版社 , 2019.

[2] 魏力 . 伤口护理实践快速成长手册 [M]. 北京：人民卫生出版社 , 2019.

[3] 何冰娟，王慧 . 临床管道护理作业指导 [M]. 中国医药科技出版社 , 2019.

[4] 武淑萍，杨晶，杨阳 . 老年呼吸专科护理技术 [M]. 北京：科学出版社 , 2019.

[5] 姚利，左爱芳，彭瑞琴，等 . 手术室护理操作常规下 [M]. 沈阳：辽宁科学技术出版社 , 2020.

[6] 彭瑞琴，左爱芳，姚利，等 . 手术室护理操作常规上 [M]. 沈阳：辽宁科学技术出版社 , 2020.

[7] 秦玉荣 . 临床常见管道护理规范 [M]. 合肥：中国科学技术大学出版社 , 2021.

[8] 田永明，朱红，吴琳娜 . 临床常见管道护理指南 [M]. 成都：四川科学技术出版社 , 2021.

[9] 陈利芬，徐朝艳 . 静脉治疗专科护理手册 基础篇 [M]. 广州：中山大学出版社 , 2019.

[10] 于乐静 . 辽宁省静脉输液治疗护理规范 [M]. 沈阳：辽宁科学技术出版社 , 2019.

[11] 徐洪莲，王静 . 常见伤口解析与护理 [M]. 上海：复旦大学出版社 , 2019.

[12] 胡爱玲，郑美春，李伟娟 . 现代伤口与肠造口临床护理实践 [M]. 北京：中国协和医科大学出版社 , 2018.

[13] 王静，李高艳，李静 . 外科临床与伤口造口护理 [M]. 南昌：江西科学技术出版社 , 2018.

[14] 石会乔，魏静 . 外科疾病观察与护理技能 [M]. 北京：中国医药科技出版社 , 2019.

[15] 邹静，翟义，吕明欣 . 现代外科常见病护理新进展 [M]. 汕头：汕头大学出版社 , 2019.

[16] 蔡骅，缪羽 . 腔镜手术护理配合手册 [M]. 北京：科学技术文献出版社 , 2019.